名医讲堂 求医助己 系列

颈椎病
防治与康复

赵 平◎著

中国科学技术出版社

·北 京·

图书在版编目（CIP）数据

颈椎病防治与康复／赵平著．—北京：中国科学技术出版社，
2015.1（2019.3 重印）

ISBN 978-7-5046-6743-4

Ⅰ．①颈… Ⅱ．①赵… Ⅲ．①颈椎－脊椎病－防治 ②颈椎－
脊椎病－康复 Ⅳ．① R681.5

中国版本图书馆 CIP 数据核字（2014）第 250076 号

策划编辑	张　楠
责任编辑	张　楠
装帧设计	中文天地
责任校对	杨京华
责任印制	马宇晨

出　　版	中国科学技术出版社
发　　行	中国科学技术出版社发行部
地　　址	北京市海淀区中关村南大街 16 号
邮　　编	100081
发行电话	010-62173865
传　　真	010-62179148
网　　址	http://www.cspbooks.com.cn

开　　本	787mm×1092mm　1/16
字　　数	108千字
印　　张	8.5
版　　次	2015年2月第1版
印　　次	2019年3月第2次印刷
印　　刷	北京华联印刷有限公司
书　　号	ISBN 978-7-5046-6743-4 / R·1793
定　　价	29.00元

颈椎病是一个具有超高社会知名度的疾病名称。很多人都知道颈椎病，对它或多或少也都有些了解，但在一些关键知识点上，或许还存在着不少的盲区和误区。

作为一名以临床诊疗和科研工作为中心的一线专科医生，在繁重的临床与科研工作之余，的确很难再抽出精力关注科普教育这个领域。但20多年前的一桩往事让笔者的视线发生了转移：1997年春天，笔者在英国牛津大学Nuffield骨科中心（Nuffield Orthopedics Center，Oxford University）访问时，对于其颈腰痛中心的患者就诊环节印象深刻。颈腰痛中心对于每一位颈椎病或腰腿痛的就诊患者，都是先由一名医生助理通过计算机记录下他（她）的个人资料和相关信息。就诊后，医生助理根据医嘱辅佐患者在计算机软件的配合下，使其了解许多有关自己所患疾病的注意事项。这一过程需要约半个小时，远比患者接受医生诊治的时间长。虽然，这个辅助行为主要是为了配合某项临床科研而专门设计的项目，也与欧洲的人均医疗资源相对丰富、人文关怀的思维原则有关，但它的确使患者获得了非常个性化的帮助和针对性极强的疾病科普知识，受益匪浅。

回国后，笔者开始注重在临床工作中向患者及家属普及个性化的脊柱疾病常识，并根据国情设计了许多针对性很强的、简单易行的复健方法。经过多年的临床实践，并随着国人健康意识的提高，笔者发现，专科科普读物不仅可以延伸医生的诊治触角，还可以填补医生在短短几分钟的接诊时间内难以完成的疾病解答。这十分有利于患者对医嘱的理解和配合，进而巩固和扩大疗效。一本通俗易懂的科普读物可以代替医生让患者在看病之余复习医生的诊治过程，了解和配合医生的诊疗思路，也借此影响家人和朋友，宣传普及正确的防病健身知识。自此，笔者开始关注并着手于医学科普工作。

本书是笔者在既往出版的《挺起健康的脊梁——颈肩腰腿痛防治手册》科普图书基础上，选取其中关于颈椎病的部分，去粗取精、除旧更新而推出的一本专病科普著作。随着时代的发展和医学专科临床知识的不断更新，本次再版又修改并增添了一些内容，以此奉献给那些为颈椎病所困扰的众多患者及广大颈椎亚健康人群，让大家从一个专科医生的角度了解一下关于颈椎病的入门级临床忠告。

赵　平

二〇一九年春

目 录

第 1 章　概 论 / 1

　1　颈椎与颈椎病的渊源 / 1

　2　颈椎病治疗的专科与专家 / 4

　3　如何读这本书 / 7

第 2 章　颈椎相关症候群 / 11

　1　颈肩背疼痛 / 11

　　症状表现 / 11

　　病因分析 / 12

　　诊断分析 / 14

　　求医问药 / 18

　2　头痛头晕（或伴有呕恶、耳鸣）/ 19

　　症状表现 / 19

　　病因分析 / 20

　　诊断分析 / 22

　　求医问药 / 28

　3　肩背疼痛或伴关节活动受限 / 29

　　症状表现 / 29

　　病因分析 / 29

诊断分析 / 31

求医问药 / 32

4 **上肢疼痛麻木 / 33**

症状表现 / 33

病因分析 / 34

诊断分析 / 36

求医问药 / 40

5 **颈源性步态不稳、手指不灵活等 / 42**

症状表现 / 42

病因分析 / 42

诊断分析 / 46

求医问药 / 48

第*3*章　颈椎病常用保守治疗方法 / 51

1 **非结构干预类保守治疗的基本方法 / 52**

支具固定 / 52

卧床 / 52

药物 / 54

针灸（针刀）/ 54

封闭 / 56

理疗 / 57

非结构干预保守治疗的缺憾 / 57

2 **结构干预类保守治疗的基本方法 / 58**

牵引 / 58

手法治疗 / 60

第4章 关于颈椎病的误区及解析 / 63

1 关于临床表现的误区 / 64
2 关于常用保守治疗方法的误区 / 69

第5章 颈椎的维护和保养 / 77

1 颈椎病不同阶段的基本特征 / 78
　症状期 / 78
　康复期 / 79
2 症状期的康复原则 / 81
　颈椎疾病急性症状期的注意事项及康复原则 / 81
　颈椎疾病慢性症状期的注意事项及康复原则 / 82
3 康复期的康复原则 / 83
　颈椎疾病康复初期的注意事项及运动训练 / 83
　颈椎疾病康复后期的注意事项及运动训练 / 85
4 颈椎保健性训练的建议 / 86
　康复三原则 / 86
　阶梯训练原则及方法 / 87
　竞技体育与脊柱健康 / 89
5 颈椎基本康复训练图解 / 90
　颈椎斜牵运动 / 90
　摇肩运动 / 91

　　　　肩胛俯卧撑（耸肩训练）/ 91

　　　　颈部背伸肌力训练 / 93

　　　　借助器械运动训练 / 93

　　　　弹力带训练 / 95

　　6　**颈椎健康的保健常识 / 100**

　　　　颈椎功能的维护原则 / 100

　　　　日常生活中的颈椎保健 / 103

　　7　**不同人群的颈椎保健 / 106**

　　　　年龄划分　/ 107

　　　　职业划分 / 109

结语 / 111

参考文献 / 112

附录 1　颈椎病患者的注意事项及运动处方 / 116

附录 2　训练的记录和观察 / 121

图题索引 / 123

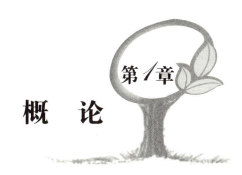

概　论

第1章

作者提示

　　颈椎病，病在颈椎局部，源在人类脊柱的生物学进化不全。了解颈椎病的渊源对于广大读者来说十分必要。由于颈椎病的普遍性和多样性导致其与众多医学专科密切相关，因此在医学界可能会出现各科"专家"相左的观点，作者在此发表一己之言，仅供参考。

🌀 颈椎与颈椎病的渊源

　　追溯颈椎病的起源，一定要追究人类脊柱进化的缺憾。由于人类直立后脊柱进化的不完善，使得我们的颈椎难以承受日益增大的头颅负荷，导致一生中必须不断地挑战颈椎退变所带来的困扰。

　　依据物种起源，我们人类是从爬行动物进化而来的。从至少3亿年前的化石标本可以看出，恐龙的脊椎骨骼形态和当代爬行动物的脊椎架构已基本一致（图1-1）。也就是说，爬行动物的脊柱进化

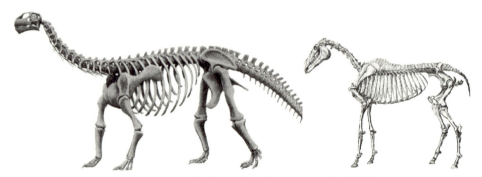

图 1-1　远古的恐龙脊椎和当代爬行动物（马）的脊椎比较

至少已经 3 亿年了，自然相当的完善。但是，恐龙的颈椎数目多达 18 个，远远高于现代哺乳动物的颈椎数量（哺乳动物包括人类，颈椎都只有 7 节）。这种多节段颈椎，附以体积相对较小的头颅，自然很难出现颈椎的载荷问题。当代家禽的颈椎进化与恐龙相似，比如鸡的

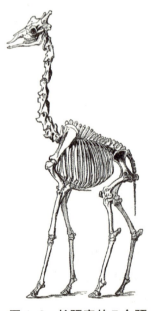

图 1-2　长颈鹿的 7 个颈椎椎体十分粗大

颈椎 13 ~ 14 个，鸭 14 ~ 15 个，鹅 17 ~ 18 个，进化也相当完善。因此，这些多节段颈椎动物并无颈椎病之困扰。

　　从现有的考古证据看，即便是当代的爬行哺乳动物，颈椎的进化也相当完善。虽然这些爬行动物的颈椎有一定角度的上仰，但很少处于完全直立状态，颈椎运动灵活且载荷相对很小，加上强大的颈背部项韧带和丰厚结实的颈部肌肉，头颅和颈部的载荷并未构成太大的力学载荷负担。即便是接近直立颈椎的长颈鹿，其颈椎虽然也是由 7 个椎体组成，但由于数百万年的进化，其椎体十分强壮粗大（图 1-2），加上颈部后方坚实肥厚的项韧带和周围十分发达的肌肉韧带组织，

可以完全自如地应对头颅的载荷和颈部的灵活运动。所以，一般的爬行哺乳动物很难受到颈椎病的困扰。

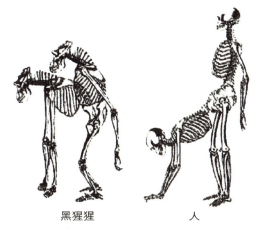

黑猩猩　　　　　人

图1-3　人类与大猩猩骨骼比较

现代直立人类的脊柱基本结构与其他爬行脊椎动物没有太大的区别（图1-3），只是进化历史不过2万多年，从进化史的角度看，这点时间，还远不足以使颈椎结构得以充分进化以适应直立活动的需要。特别是人类头颅的重量增加迅速，与颈椎比较，相对负载较大，人类颈椎的相对载荷远远大于其他动物。因此，现代人类容易遭受颈椎损伤与劳损性疾病的困扰，并已经为此付出了极大的代价。所谓人类独有的病种"颈椎病"也就应运而生。近100年来，我们人类开始逐渐放弃直立的工作与生活状态，形成了坐位生活与工作的习惯方式（图1-4），从生物进化角度看，这又使得正在努力适应直立生存状态的颈椎结构再添障碍、雪上加霜。这就是为什么现代人类颈椎病发病率不断攀高并不断年轻化的根本原因。

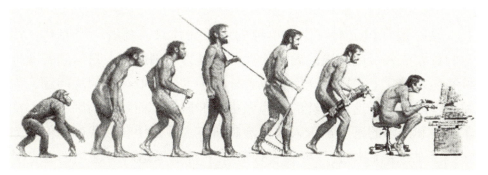

图1-4　类人猿到直立人演变用了约200万年时间，但直立人到现代"坐位"人仅用了约2万年

从颈椎病的社会知名度来看，几乎无人不知，无人不晓。2007年美国的一项调查发现，每年出现颈痛症状的人数为美国人口的15%～20%，而工作人群中的占比高达15%～60%，因车祸造成的颈椎损伤为10%～14%。既往的医学教科书上讲，颈椎病的高发人群是中老年人群。但近来的许多统计显示，高发人群已经逐渐年轻化，尤其是随着手机、电脑等电子产品的不断普及，此趋势更加明显。有统计发现，20世纪80年代颈椎病的发病高峰年龄是55岁，90年代是45岁，而目前颈椎病高发年龄已提前到35岁，甚至更早，呈现出越来越年轻化的趋势。

人类就其一生中与颈椎病有着以下的关系：①任何人在其一生中一定会与颈椎病不期而遇，或短兵相接或长期缠斗；②任何年龄层次（除幼年以外）几乎都不能幸免于颈椎病的阴霾；③任何阶层和职业几乎都无法逃脱"颈椎病"的光顾。

因此，关于颈椎病的病因、诊断、治疗和预防知识应该是全民都应该了解并熟知的科普知识，本书从一个不太一样的角度为大家揭示颈椎病的核心秘密！

 颈椎病治疗的专科与专家

从一般常识上看，比较单纯的疾病往往只需要看一个专科，用一两种方法就可以解决问题。比如，患者得了阑尾炎，只需到普通外科看病，治疗上采用保守消炎或者外科手术，一般可以解决问题，无须太多的医生对这种单纯的疾病做更多的研究。而颈椎病则不然，许多专科和众多的医生都投入其诊治和研究大军之中。以我国为例，当您到了某家医院以后，可以发现有如下科室承诺解决这类问题：骨科、脊柱外科、中医骨伤科、软伤科、中医科、针灸科、推拿科、按摩科、理疗科、康复科、疼痛科等。这既说明患者众多，也说明本病涉及的医学专科领域比较广泛，或者说，颈椎病的治疗比较复杂和困难。但从患者角度看，这也大大增加了在选择治疗和选择医生方面的困惑与烦恼。

其实，之所以许多医学专业都关注颈椎病的治疗，主要源于颈椎病的病理相对复杂，临床表现千差万别，同症不同病（症状相同而诊断不同）或同病不同症（诊断相同而症状不同）的情况比比皆是。既可以源于肌肉、韧带、软骨、间盘纤维环、髓核、关节囊等各个因素，也可能源于神经根、神经支、脊髓、脊膜、神经交通支、静脉淤血或动脉充血等各个方面，还可能源于上述各种元素不同排列组合而发生的复合损伤；既可能源于各种脊柱椎管内外的良、恶性肿瘤，也可能源于某些内脏疾病及全身性免疫系统疾病在脊柱区域的局部反应。太多的病理变数自然为治疗的选择带来了巨大的困难，也为各个不同的医学专科提供了自己特定的舞台。当然，这也就使每个特定舞台上的专家拥有了自己相对独特、但略显局限的视角。我们都知道，在现代科技高度发展的临床医学科学领域，找到一位通晓各个领域各个学科的全方位医疗专家是不可能的。暂且以"推拿"领域的专家做比喻，找到一位通晓所有推拿手法的专家是不可能的。也就是说，一个专家恐怕只能在一个比较局限的领域里精通某种治疗。如果该专家可以比较客观地认识到自身的不足和比较及时地介绍患者在适当的时候去接受或选择适当的其他检查或治疗，就已经是非常英明的顶级大夫了。

临床上经常看到类似下面这样的故事，借此您可以管窥现实中的"专家"和现实中的相关临床医学现状。

20 世纪 80 年代末，一位时任国家某大部委负责人因为颈部不适和偶发头晕来到京城某家大医院脊柱外科就诊，经过当时还比较稀有的核磁共振（MRI）扫描发现，颈椎间盘有 4 个节段发生突出，而且影像学报告说，每个突出节段都出现颈椎椎管内相应的脊髓节段受压迹象。医院及患者单位十分重视，经过会诊明确诊断为脊髓型颈椎病（一种中枢神经受损的颈椎病），建议立即手术治疗。但是，由于该领导工作非常繁忙，暂时没有时间安排手术。为了防止发生截瘫等各种不测，该院教授嘱咐患者立即戴上"颈围"（一种保护颈椎的硬质围领），并建议保健部门委派多个随身保健医生，严密监控该领导的起居和工作状态，以免发生任何意外，并择机手术。

由于患者身居要职，身边不时有人建议，何不再找一位专家会会诊？多次劝说后，患者终于同意再次邀请另一位专门从事脊柱保守治疗的专家会诊。该专家通过阅片和仔细检查后认为，完全没有必要手术，也没有必要佩戴"颈围"。根据患者具体情况，该专家只是在患者颈椎第5、第6节段的后关节做了一个非常轻柔的手法调整，花了仅仅几秒钟，患者就感到颈背部轻松，头晕消失。接下来有了如下对话：

> 患者十分惊讶："别的专家说，颈椎间盘突出已经压迫脊髓了，可能会瘫痪，是吗？"
>
> 专家很平静："突出的颈椎间盘应该属于逐渐退变引发的，脊柱对此具有代偿能力，所以当前没有脊髓压迫的临床症状，还可以进行保守治疗，尚不至于导致瘫痪。"
>
> 患者："我现在感觉很轻松，是您的手法将突出间盘推回去了吗？"
>
> 专家："手法治疗不能推回突出间盘，但可以通过纠正关节紊乱，从而稳定脊柱和椎间盘。"
>
> 患者："虽然还是不太明白，但您的治疗的确很神奇！好像也很简单！"
>
> 专家："看似简单，实则不然。"

专家详细告诫了患者治疗后的注意事项，如何适度调整日常工作和生活习惯，并确定了复诊时间。经过 2 次复诊，患者基本康复。至今未再复发。

这是临床上经常发生的真实故事。对于该病的诊断，并非脊柱外科专家有错误，也不是脊柱保守治疗专家更加高明，只是反映出学术领域存有争议和混乱，也折射出医学科学发展的局限性。不过，普通人群和患者最想了解的并非是医学领域关于颈椎病的学术争议，而是想要知道如何面对和预防切实的痛苦。本书试图从专科临床角度回答这些问题。

 如何读这本书

关于颈椎病的科普读物市场上有很多种，大多都是按照医学生的学习思路进行系统阐述的，即先以疾病的名称引入正题，再告诉你如何诊断、治疗、康复和预防。由于医学生都经历过系统的临床基础知识的学习，能够结合其他知识进行分析整理，最终达到对疾病的认识和了解。但作为没有医学背景的患者或普通人群来讲，头脑中对疾病的生理病理概念基本是一片空白，那么，这种疾病引导的解读方式就可能带来先入为主的思维，很容易让读者对号入座。而同症不同病的情况比比皆是，这就造成了普通百姓的错误判断，有的甚至因此延误了治病的最好时机。

比如，开篇就告知读者颈椎病可能出现几乎各种各样的症状和病理机制，包括上肢肩带症候群（颈肩上肢的疼痛、麻木不适等）、脑供血不足症候群（头晕、头痛、呕吐、步态不稳等）、交感神经紊乱症候群（情绪不稳定、心慌、失眠、易怒等）、脊髓压迫缺血症候群（下肢无力、步态不稳、大小便异常或失禁等），等等。其实，这些症候群也可以在其他许多疾病中出现，而患者一般缺少医学常识，一旦出现上述类似症状的情况，就把自己定义为颈椎病患者。殊不知，其他许多疾病也可以出现这些症状，也许根本就不是颈椎病。因此，根据强制对号所获得的知识和治疗建议，很可能会走弯路。

本书试图以正常人群患病后的思考逻辑，顺着患者的思维进行逐步分析和思考，抽丝剥茧，从症状发生的始端，走过初步鉴别的中段，最终走向了解疾病和预防疾病的终点（图 1-5），从而方便读者了解疾病。实际上，以症状学为基础的临床过程也是一线临床医生诊病断案的思维过程，这种表述分析方式，也会为临床一线医生提供临诊的帮助。

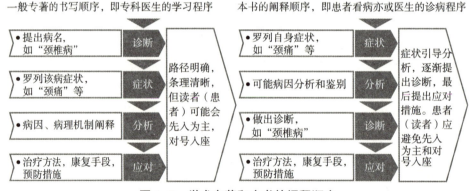

图 1-5 学术专著和本书的阐释顺序

我们常人患病和医生诊病首先遇到的当然是症状，如何收集症状带来的信息是认识疾病的首要之举。如果信息收集无误，疾病的诊断也就有了方向和基础。随着症状分析的深入，患者问题的冰山一角就开始逐渐展现，当通过分析认识到了"冰山"全部的时候，治疗的方向和原则自然也就确立了。根据这个思路，本书的主要篇幅是以颈椎病的常见症状群作为引导，通过比较专业角度的通俗分析和鉴别，或许对患者如何看病及找哪种医生看病提供更有效的帮助，也更能体现出科普图书所具备的实际指导意义和真正价值。

在本书的疾病症状描述部分，作者使用了发病"星级"指数的概念，目的是想通过一个比较形象的符号，提示读者某种疾病可能的发生频率。这个星级指数并非来源于流行病学调查（一种常用的医学科学关于发病率的统计分析方法），而是凭借作者及广大专科医生的临床经验做出的估计，通过这种提示，使患者明确自己出现的症状最有可能属于哪种疾病的诊断。同时，也提醒患者还可能有哪些疾病无法排除。通过这种比较醒目的提示，读者也可以清楚地了解某种症状群应该与哪些疾病进行鉴别，各种疾病的可能性有多大。"星"越多代表越常见，"星"越少代表相对少见，但"星"的多少与疾病的严重程度并不相关。

这里还需要指出的是，某种症状在颈椎病专科门诊中或许是较为少见的症状，但在其他专科则可能并不少见。比如，源于心脏病而出现的颈部疼痛患者首先到颈椎病专科门诊的概率很低，所以星级指数很低，但在心内科却相对较高。这是因为，这些患者往往更多的首发症状是心前区症状，故其直接找到心内科专科医生看病，单纯出现颈痛的患者相对较少。

以下是不同星级的含义。

☆：极少出现，颈椎病专科医生或许多年都难以遇上 1 例，如痉挛性斜颈（一种神经科疾病）。

☆☆：比较少见，颈椎病专科医生数月内才能遇上 1 例，如寰枢椎半脱位（小儿较为常见）。

☆☆☆：比较常见，颈椎病专科医生每天都会遇到 1～2 例，如交感型颈椎病。

☆☆☆☆：很常见，颈椎病专科医生的主要"对手"，如神经根型颈椎病。

☆☆☆☆☆：非常多见，非专科医生也经常遇到，且社会知名度也很高，如落枕、椎动脉型颈椎病等。

另外，本书还就目前常用的保守治疗方法及颈椎病的康复和预防知识等方面做了比较系统的阐述。对于由于学术争议而给普通百姓带来的许多认识误区，作者根据几十年的临床经验提出了自己的观点。

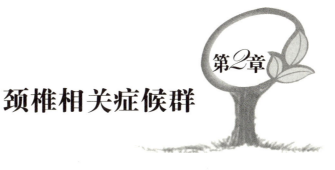

第2章

颈椎相关症候群

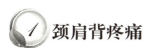

作者提示

颈椎相关症候群是一组颈脊柱力学结构紊乱导致的一系列生物学紊乱，可能涉及颈椎局部的肌肉、韧带、关节囊和颈部血管、颈神经根、颈交感神经节、颈髓等组织和结构。各组症状既有常见组合形式，也可能并无绝对规律，但总有大致类似的发病形式。本章就是将这些常见的症候群进行具体的描述和分析，同时甄别其他可能的疾病因素，并讲解颈椎病的治疗措施、康复措施以及保健预防方法。

1 颈肩背疼痛

症状表现

"脖子疼，肩膀疼"是脊柱问题最常见的症状之一。大多表现为颈后局部一侧疼痛，或一侧重一侧轻。疼痛可以向同侧肩背放散，伴有明

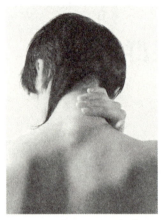

图2-1 最常见的颈部疼痛

显的酸胀感，甚至影响颈部活动。严重时可能发生颈部偏斜、无法活动（图2-1），甚至别人行走引发的一点震动都会引发疼痛的加剧。一般有如下几种诱因：①睡觉以后发生，俗称"落枕"。大多与枕头不合适或睡前酗酒有关；②某个动作诱发，比如突然转头或单侧上肢牵拉动作；③着凉后诱发，比如吹空调、电风扇、穿堂风、睡眠时忘记关窗户等；④疲劳后出现，比如长时间伏案工作，长时间加班，坐车、听课、使用电脑等。

病因分析

1. 颈椎相关解剖

颈椎共由7块骨头构成，每一块骨头称为一个椎节。椎节包括两个部分，前面一大坨称为椎体，主要承担负重功能；后面的部分称为后关节结构，主要承担颈部运动功能。每个颈椎的椎节与上下椎节通过10组关节相关联，包括通过椎间盘连接上下2个椎体。后部关节结构分别向上和向下共伸出4个突起（称之为关节突）与上下相邻的椎节后关节伸出的关节突组成颈椎的后关节。相邻的椎体之间通过椎体的外侧缘也会相互交接，组成关节，称为"勾突关节"（图2-2）。颈椎是整个脊柱中最为灵活的一个部分。外周组

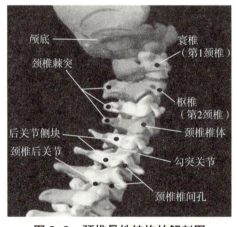

颅底
颈椎棘突
寰椎（第1颈椎）
枢椎（第2颈椎）
后关节侧块
颈椎后关节
颈椎椎体
勾突关节
颈椎椎间孔

图2-2 颈椎骨性结构的解剖图

织有许多肌肉和韧带，包括头颈肌群、颈夹肌群、颈肩背肌群等（图2-3）。

2.发病原因

颈椎关节周围有许多软组织，其中最贴近骨头的、比较纤弱的肌肉组织称为颈夹肌群，也叫固有肌群，是维系颈椎静态平衡的主要肌肉。也就

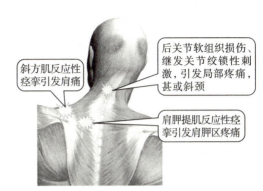

斜方肌反应性痉挛引发肩痛

后关节软组织损伤继发关节绞锁性刺激，引发局部疼痛，甚或斜颈

肩胛提肌反应性痉挛引发肩胛区疼痛

图2-3 颈椎软组织损伤导致局部刺激反应

是说，颈椎及头颅能保持稳定不动（如看电脑、听课、看电影等）主要依靠的就是这组"固有肌群"。由于维持某种姿态的平衡并不需要太多的力量，所以这组肌群并不需要十分强壮，只有当颈椎完成比较大的动作时，才需要外周比较强壮和粗大的肌肉（如斜方肌、胸锁乳突肌等）来做功。从这种解剖结构不难看出，由于这些贴近颈椎椎节的小肌肉十分薄弱，所以当颈椎维持较大角度的姿态平衡（如头部前倾伏案看书等）时，就可能因为应力负荷太大而导致局部的劳损（图2-4）；也很容易在寒冷环境下，因肌肉组织过度收缩而加重局部的缺血性刺激，加重了维系姿势平衡所产生的肌肉张力性疲劳和损伤。如果不注意及时地改变姿态或立即祛除寒冷刺激，最终可能导致这些小肌肉和韧带的损伤。一旦损伤形成，局部软组织就会发生充血和无菌性炎症（亦即非细菌导致的炎症样病理改变）。此时，损伤侧的肌肉群会激发人体的保护机制，肌肉出现紧张和痉挛，进而限制受损侧的关节活动，避免产生更大的损伤。疼痛可以

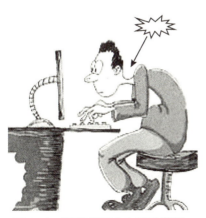

图2-4 颈部负荷太大导致劳损

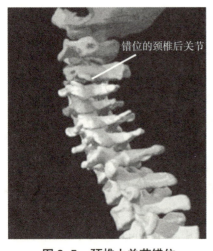

错位的颈椎后关节

图 2-5　颈椎小关节错位

放散到肌肉在颈椎外周的抵止点，产生肩胛区的疼痛（图 2-3）；而比较严重的疼痛刺激可以由于制动效应继发临近的椎体关节产生保护性"绞锁"，形成"颈椎小关节紊乱"（俗称"颈椎关节错位"）（图 2-5）。如果是一种慢性状态，患者仅仅表现为局部不适或间断性疼痛。此时，颈椎周围软组织只是处于慢性劳损状态，颈椎关节也只是处于功能不全状态，没有完全"锁住"，因此症状的产生会时断时续。天气寒凉、疲劳等因素往往可以加重症状。但在急性刺激期间，局部软组织肿胀严重，同侧颈夹肌群痉挛，关节可以出现完全绞锁。患者可能因此出现严重的颈部疼痛、僵硬，甚或出现斜颈状态。

诊断分析

最可能的诊断是颈椎病（颈型）。如果是睡眠后出现这组症状，也可以诊断为落枕。其实，落枕是颈型颈椎病的一种特殊类型。

但是，并非所有的颈肩部疼痛都一定源于颈椎问题。无论什么疾病，只要能够引发颈椎关节及周围软组织损伤都可以导致颈肩部的疼痛。其中主要需注意以下几个疾病：

● 继发性颈椎后关节紊乱症（发病指数 ☆☆☆☆☆）

当患者患有脊柱其他部位（如腰椎）的损伤时，往往需要卧床休息，长时间卧床会导致颈椎后关节力学问题，引发颈部疼痛。既往如果有颈椎病病史，长期卧床更容易诱发颈椎病。此时的颈椎症状应该属于继发的颈椎后关节反应。严格讲，也属于颈椎病的一种类型。一般需要综合具体情况予以适度关注。在许多情况下，往往先不给予处置，以免影响主病的治疗。

● **强直性脊柱炎（发病指数☆☆）**

强直性脊柱炎的病因尚未完全明确，一般认为与遗传、感染及免疫等因素有关。这是一种主要侵犯脊柱关节韧带并累及骶髂关节和周围关节的慢性进行性炎性疾病。一般情况下，本病首先侵犯骶髂关节，然后逐渐向上进展引发腰胸段甚至颈椎的脊柱强直。晚期可以导致整个脊柱强直，甚或伴有周围四肢的关节强直。源于疼痛，患者脊柱多呈屈曲位，出现典型的驼背畸形，如果出现颈椎屈曲强直，则身体形成"虾米"（弓状）畸形，患者甚至不能抬头，双目不能平视，生活十分不便。典型患者不易与颈椎病混淆，只是少数患者可能以炎症侵犯颈椎关节韧带为首发症状，此时需要进行鉴别。

强直性脊柱炎引发的颈部疼痛是颈椎后关节周围的韧带发生了免疫反应性炎症，它与颈椎病时关节韧带发生的无菌性炎症一样，产生局部的疼痛。但强直性脊柱炎引发的颈部疼痛以伴发严重的颈部僵硬为主要特点，尤其是"晨僵"（早晨起床后僵硬感），活动后大都可缓解或减轻症状。

化验检查中的 HLA-b27（一种人类白细胞抗原的免疫检查）阳性率较高，可用作辅助诊断；还可以通过 X 线表现（椎体"竹节样"改变和骶髂关节炎性征象）帮助诊断。

● **颈椎结核（发病指数☆）**

结核菌感染可以引发脊柱结核，属于有菌感染的炎性脊柱疾病。侵犯颈椎的结核感染也会出现颈痛等症状。

由于结核性炎症大多会同时侵犯椎体及软骨板，即便在早期尚未出现神经压迫症状时，也可引起比较严重的震动性疼痛，如咳嗽、喷嚏，甚至走路震动都会引发颈痛，部分患者出现咳嗽时手持下颌的典型动作，有的患者颈背部出现后凸畸形。患者的颈背部疼痛与劳累有关，休息或夜间疼痛可减轻。

患者也可以伴有结核菌素中毒症状，诸如全身不适、倦怠乏力、食欲减退、身体消瘦、午后低热、夜间盗汗、脉率加快、心慌心悸和月经不调等；重症患者可并发脓肿发生混合感染出现高热。不过，既往常见的营养不良及贫血等情况并不一定出现。患者合并有肺结核或泌尿系统结核，可出现相应系统的症状，比较容易鉴别。

辅助检查包括化验检查，可见血沉加快、C反应蛋白升高等感染征象。X线、CT或MRI等影像学检查可以帮助直接发现局部病变，明确诊断。

- **颈椎骨（颈脊柱）肿瘤（发病指数 ☆）**

颈脊柱肿瘤就是在颈椎椎骨上长的肿瘤，包括良性和恶性两种肿瘤。无论何种椎骨肿瘤，只有生长到一定程度时才表现出临床症状。有许多无症状的脊柱肿瘤通常是在体检时才被发现。椎骨肿瘤的临床症状主要表现为局部疼痛、局部包块或脊柱畸形、神经功能障碍等，其中疼痛往往是脊柱肿瘤患者最常见、最主要的症状，有时甚至是唯一症状，这主要是因为肿瘤组织在骨组织中的浸润和破坏（尤其是骨膜的膨胀）、骨病变组织的压迫、病理性骨折、脊柱椎节不稳、脊髓、神经根或神经丛的压迫和侵蚀等，但肿瘤的疼痛大多是夜间出现。

- **颈椎椎管内肿瘤（发病指数 ☆）**

椎管内肿瘤从部位上说，可发生在脊髓内、髓外硬脊膜内和硬脊膜外（图2-6）。脊髓外的肿瘤相对多见。椎管内的肿瘤也分为良性和恶性，以良性为多。无论哪种肿瘤，只有影响到周围正常组织才会出现相应症状。良性肿瘤生长缓慢，经常不会产生临床症状，即便产生症状也只是膨胀性生长造成的周围组织挤压症状。而恶性肿瘤常常由于生长较快，且经常是浸润性生长，对周围组织产生部分破坏作用，因而可能出现更多的疼痛等症状。这些肿瘤引发的疼痛大多并无特异性，单凭疼痛特征很难与颈椎关节退变损伤造成的疼痛相鉴别。但无论何种肿瘤，通过影像学检查（尤其是核磁共振检查）大多都可以被发现。因此，影像学检查作为重要的鉴别诊断方法十分必要。

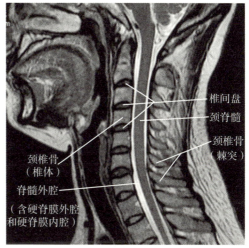

图 2-6　MRI 颈椎正常影像——提示各种颈椎肿瘤的发生部位

椎管内良性肿瘤主要包括神经鞘瘤、脊膜瘤、胶质细胞瘤等，恶性肿瘤主要包括转移瘤、肉瘤等以及血管性肿瘤、脂肪瘤等。

● 感染性颈脊柱炎（发病指数 ☆）

颈椎由于感染性炎症导致的疼痛十分罕见，大部分患者有感染病史，大都会伴发一般性发热或高热，颈部疼痛僵硬活动受限十分明显，两侧椎旁肌痉挛显著，颈部活动使疼痛加剧，局部压痛、叩痛都十分显著。如有咽后壁脓肿，还可引起咽喉肿痛、吞咽不便。血常规检查可有白细胞升高。不过，早期 X 线表现无异常，14 天后才可发现椎体边缘骨质疏松、骨质破坏；CT 检查比 X 线片可早日发现病变；MRI 在炎症的初期即可发现证据，可作为早期诊断的依据。

颈椎特殊的感染有霉菌、布鲁杆菌、梅毒和雅司螺旋体，其诊断依据相应的特异性检查，但发病更加罕见。

● 心脏病引发颈部症状（发病指数 ☆）

有些不典型的心绞痛或心梗可能表现为颈肩部疼痛，需要与颈椎病相鉴别。此时的颈肩部疼痛是心脏病发作时的体表牵涉症状。虽然并不多见，但如果患者既往有心脏病病史，突发毫无原因的颈肩部疼痛，需要十分警惕。

求医问药

1. 治疗措施

当排除了颈痛的其他可能原因，确诊为颈椎病后，就可以寻求专科医生的帮助。医生会根据本病的发生机制，设计几个治疗方案。总结起来，症状期的治疗无外乎处理局部损伤刺激和处理关节力学紊乱两个方面。

（1）处理局部损伤刺激：可以使用局部理疗、非甾体类消炎镇痛药物、按摩手法松解局部肌肉痉挛，也可以外用解痉消炎膏药或涂抹镇痛消肿软膏类中西药物等。还有一些医生使用针刺疗法，通过针刺的镇痛效应达到缓解局部肌肉痉挛的效果。

（2）松解或纠正关节状态：从前面的发病机制分析看，颈椎局部小关节刺激性绞锁是引发本病的关键之一。几千年前古人就有所谓纠正颈椎错位的手法治疗（图2-7），其实质就是松解关节绞锁。这种在古今中外沿用几千年的方法因为有效而流传至今。在一些传统的理发店，理发师傅甚至也会为顾客做这种治疗。不过，盲目使用这种传统方法是有一定风险的，非专业人士做颈椎手法治疗曾经出现过重大事故。

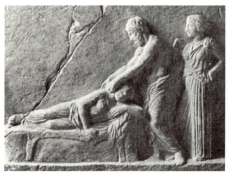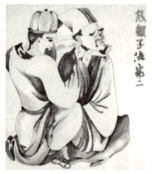

图2-7　几千年前古希腊和中国就有纠正颈椎"错位"的手法治疗

2. 康复措施

一般来讲，颈部疼痛会在 3 天到一周内自然消失。即使比较严重的患者经过 1 ~ 2 周的休息或治疗也可以基本康复。但是，有部分慢性疼痛患者可能长时间治疗也不能完全缓解症状，或者治疗后当时缓解，不久后再次发生。这些都是因为患者颈椎关节结构及功能状态不佳导致。所以，症状消失以后，患者还需要在 1 ~ 2 周内特别注意避免再次损伤，比如着凉、疲劳、生活不规律、长久伏案等。具体的康复训练措施可以参考第 5 章（第 77 页）。

3. 保健预防

一般来说，几乎人人都会出现颈部疼痛或落枕症状，有些患者的症状会非常频繁，这就需要重新检点自己的生活工作习惯和环境。如果经过正规治疗和处理，仍然经常出现颈部疼痛等症状，一定要考虑不良生活习惯及工作环境的影响。要尽量做到规律生活、规律运动、避免着凉、避免疲劳。具体的保健常识请参见第 5 章中的颈椎保健部分（第 103 页）。

 ## 头痛头晕（或伴有呕恶、耳鸣）

症状表现

头痛头晕等症状可能会由多种疾病导致，颈椎问题是其中比较常见的原因之一。如果是颈椎问题引发的头痛头晕，其表现有如下几种情况：

（1）头晕头痛伴见呕恶或呕吐症状。

（2）头晕头痛伴有血压波动性升高。

（3）头晕头痛在体位改变时加重，如早起翻身下床、久坐起身时明显加重等。

（4）头晕头痛与久坐伏案工作有关。

（5）头痛头晕同时伴有眼球胀痛、眼睑无力、瞳孔扩大、流泪、视物模糊、飞蚊症等，甚至出现耳鸣、听力减退、牙痛等症状。

（6）头痛头晕同时伴有睡眠不佳、女性月经紊乱等症状；有时还会伴有肢端发热、灼痛，甚至疼痛过敏等症状；血压不稳，出汗异常。

（7）头痛头晕有时还会偶然伴发胃肠功能紊乱，眼皮不自主跳动，情绪不稳定，抑郁，易怒，健忘等。

病因分析

1. 相关解剖

我们的颈椎之所以比较复杂，一个重要原因就是它不仅是一个骨性结构，同时还与许多重要组织相毗邻。比如，颈椎骨性结构周围的肌肉组织中有一些神经血管组织，其中最为重要的一根血管叫作椎动脉。在图 2-8 中我们可以看到椎动脉的走行正好穿越颈椎椎节侧方的圆孔（横突孔）。椎动脉上行到接近颈椎最顶端时，先发生几个生理性的扭曲，最后进入头颅。双侧椎动脉进入颅脑后合成一条重要的动脉——脑基底动脉。医学上将椎动脉与大脑的基底动脉统称为椎－基底动脉系统。这是颈椎及颅脑中最为重要的动脉系统，从中发出许多重要的血管分支，包括供养小脑和脊髓的许多分支。这些分支为大脑后部及小脑提供血氧和能量，形成循环系统中最为重要的供血通路之一。

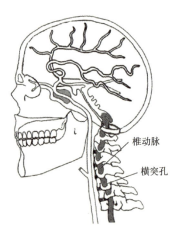

图 2-8　椎动脉的走行正好穿越在颈椎横突孔中

椎动脉

横突孔

另一个重要的相关解剖结构就是颈椎交感神经节。交感神经节主要与人体的自主神经系统有关。而自主神经系统是与躯体神经系统相对应的。躯体神经系统主要负责通过大脑来控制的行为和动作，比如随意的坐、卧、立、行。而自主神经系统负责大脑不能控制的动作和生理现象，诸如心跳、出汗等。颈椎的前边通常存在着许多交感神经节，分别为颈上神经节、颈中间神经节及颈下神经节等（图2-9）。

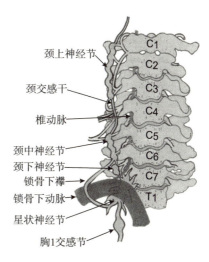

图2-9　颈椎椎旁的交感神经节

2. 发病原因

从前面谈到的颈椎解剖特点我们可以了解到椎动脉与颈椎关节的关系，尤其是钩椎关节的毗邻关系，因此，早就有人推断，钩椎关节的增生会对椎动脉产生压迫和刺激（图2-10），引发椎动脉狭窄和痉挛，影响供血。我们知道，椎动脉是构成椎-基底动脉系统最重要的血管之一，主要为脑干、小脑、丘脑、海马、枕叶、部分颞叶及脊髓供血。椎动脉供血不足时可

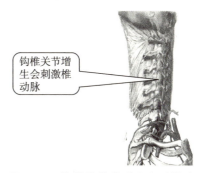

图2-10　钩椎关节的增生会对椎动脉产生压迫和刺激

以导致比较复杂的临床症状，既包括小脑平衡功能的失常，如眩晕、头痛，甚至呕吐症状；也可能包括听神经刺激引发的耳鸣、耳胀等症状。

另外，颈椎中段退变较重，容易促使椎动脉供血不足。我们先用钢卷尺做个小实验：拉出钢卷尺一部分，使其一端打点折，再做个扭

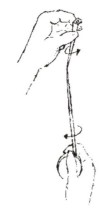

图 2-11　钢卷尺实验

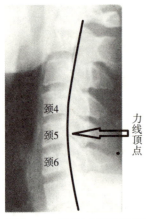

颈4

颈5　力线顶点

颈6

图 2-12　颈椎中间部分最易发生扭力集中

曲动作，我们就会发现打折的顶点变成了扭力中心（图 2-11）。颈椎中间部分（大约第 4 ~ 6 节段）正好处于颈椎生理性前凸弯曲的顶点，相当于钢尺应力线的转折点，也是最容易引发扭力集中造成骨质增生的部位（图 2-12）。该段局部韧带和肌肉组织非常容易因应力集中而出现劳损或急性损伤，进而导致颈椎小关节"错缝"和"绞锁"，并可能因此刺激到毗邻的交感神经节，再通过发散到椎动脉周围的交感神经丛引发椎动脉痉挛，进而影响到椎动脉的供血。

还有，由于颈椎关节与交感神经节的毗邻关系，颈椎关节急慢性刺激可能会引发交感神经节的刺激反应。由于这些交感神经节发出的分支分布在心脏、椎动脉、眼睛、口鼻、咽喉、汗腺等组织，因此，如果这些神经节受到刺激就可能诱发支配区域的血管收缩功能和心脏功能，比如：椎动脉供血不好会引发头晕、呕恶等症状，心脏迷走神经紊乱会引发心慌、气短等症状，还有咽部不适、肠胃不适、炫目重听、夜眠不佳等一系列自主神经功能紊乱症状。

诊断分析

首先需要指出的是，患者经常表述的头晕、头痛症状中的头晕实际上是一种广义的俗称，临床上将这种广义的头晕分成以下五种情况，其专业角度的定义不同，病理意义也不同。

（1）眩晕（Vertigo）：专业定义为"客观上并不存在而主观上却坚信自身或/和外物按一定方向旋转、翻滚的一种感觉，属于发作性运动型幻觉"。通俗讲，就是患者感觉到自身或环境的旋转、摆动感，是一种发作性的"天旋地转"的感觉，甚至出现恶心、呕吐、眼球震颤（专业检查可以发现瞳孔抖动征象）及站立不稳或倾倒等伴发症状和体征。这种眩晕症状往往是主管身体旋转等运动中维持平衡功能的器官出现障碍导致的。这些平衡器官有中枢部分，也有外周部分，其中外周部分存在于耳朵里面，被称为"内耳迷路"。内耳平衡器官紊乱或病变导致的眩晕最为常见，如下面提到的耳石症或美尼尔综合征等。

（2）头晕（Dizziness）：专业定义为"在坐卧立行等姿态或运动中，或视物时间歇出现自身摇晃不稳的一种感觉"。通俗讲，就是患者感到的一种"飘飘忽忽"的身体不稳感觉。这种头晕往往源于维持身体平衡的各种感觉信息出现了错乱，大多与神经系统疾病有关。

（3）头昏（Giddiness）：专业定义为"头脑混沌、不清晰感"。通俗讲，就是头脑昏昏沉沉或迷迷糊糊、不清醒的感觉。头昏是因为主管人类高级神经活动的大脑皮质，由于多种器质性、功能性疾病或长期脑力过劳等导致大脑皮质功能（兴奋性、抑制性以及二者相互转换和诱导的灵活性等）的整体弱化，从而引起一种持续性头脑昏昏沉沉和不清晰的感觉。这些症状也与患者的神经系统供血状态有关。

（4）晕厥前状态（Presyncope）：专业定义为"虚弱等原因导致的意识蒙眬状态"，也就是疾病或过劳导致的部分脑缺血状态，临床表现为全身乏力、面色苍白、头昏眼花、黑视或呈现醉酒样状态等。

（5）晕厥（Syncope）：专业定义为"大脑一时性缺血、缺氧引起的短暂的意识丧失"，即俗语所讲的"晕倒了，昏过去了"。

23

以上只有（2）和（3）项可能与颈椎病引发的头晕头痛有关。颈椎病可以通过影响椎动脉供血状态，导致机体平衡器官或神经系统供血不足，进而出现头晕等症状。这种类型的颈椎病被称为椎动脉型或/和交感型颈椎病。理论上讲，椎动脉型颈椎病与交感型颈椎病的产生机制是有区别的。但在临床上，有时很难将交感型颈椎病与椎动脉型颈椎病截然分开。病理机制的相互联系特性经常使我们不得不同时面对两者的共同挑战。

这里再次强调，头痛、头晕等症状并非一定源于颈椎问题。无论何种病理改变，只要能够引发小脑平衡功能紊乱或大脑供血问题都可能引发头痛、头晕等症状。另外，自主神经系统（交感神经属于自主神经系统）的紊乱也同样可以产生头痛、头晕及一系列颈椎交感神经节受到刺激而产生的自主神经紊乱症状。这里介绍几个特别需要注意的疾病。

- **脑血管疾病（发病指数：☆）**

动脉硬化、高血压等血管疾病可以引发头颅血管的缺血性改变，继发头痛、头晕经常发生。这是比较常见的中老年疾病，需要与颈椎问题引发的头颅症状相鉴别。当出现头痛或头晕症状时要在第一时间检查血压等情况，有时需要做头颅 CT 检查。特别是颈部疼痛并不明显，头晕头痛症状与血压升高紧密相关时更要十分警惕。

- **颅脑肿瘤（发病指数：☆）**

颅脑内的良性或恶性占位性病变（肿瘤等）也可以由于压迫脑组织，引发头痛等症状，严重时会伴有比较明显的颅内压增高征象（如眼压增高、呕吐等）。头痛、头晕是脑肿瘤最常见的症状，先是间歇性发作，之后发展为持久性、进行性疼痛。头痛性质为搏动性钝痛、胀痛或压迫痛、裂开样痛。疼痛部位与肿瘤部位并不一致。颅脑肿瘤也会有呕吐症状，常在早晨发生，或在头痛剧烈时发生，呕吐呈喷射性，与饮食无关。有时会伴有视觉障碍，这是因肿瘤压迫导致视神经乳头水肿引起的。病人可表现为视力下降，看东西模糊，可有复视、偏盲或失明。部分患者还会有精神症状，表现为记忆力明显减退，反应迟钝，思维能力、理解能力、定向能力下降，甚至出现痴呆、嗜睡或昏迷。后期还会出现肢体麻木，步态不稳，耳鸣，听力下降，面部麻木，偏瘫或内分泌失调等表现。

- **耳石症（发病指数：☆☆）**

耳石症是一种比较常见的内耳疾病，是由于内耳中管理平衡的半规管内的耳石脱落造成的。这种疾病也会造成体位性眩晕，其特点是：一是旋转感明显，视物或闭目都有自身旋转感；二是旋转时间比较短，体位稳定后很快就会消失；三是多次头位变化后，眩晕症状可能会逐渐减轻等。也经常伴有呕吐或恶心。

- **美尼尔氏综合征（发病指数：☆）**

也称为梅尼埃病（Ménière's disease），是一种特发性内耳疾病，在1861年由法国医师Prosper Ménière首次提出。该病主要的病理改变为膜迷路积水，临床表现有四大主症：反复发作的旋转性眩晕、波动性听力下降、耳鸣和耳闷胀感。本病多发生于30～50岁的中青年人，儿童少见，男女发病无明显差别。双耳患病者约占10%～50%。这些特征有助于区别颈椎病引发的头晕等症状。

- **神经官能症（焦虑症、抑郁症）（发病指数：☆☆☆）**

神经官能症也可引发比较顽固的头晕、头痛症状，临床上非常常见。这种头晕头痛症状往往与情绪变化有关，很难控制，各种药物或物理治疗效果多不理想。如果与颈椎病合并出现，诊断和治疗都很困难。特别容易和交感型颈椎病相混淆。

- **椎（颈）动脉夹层（发病指数：☆）**

"椎动脉夹层"或"颈动脉夹层"是一个十分罕见的疾病，发病率每万人中1～3人。发病人群主要集中在45岁以下的中青年，是青年脑卒中（即脑血栓或中风）的重要病因之一。所谓"动脉夹层"，

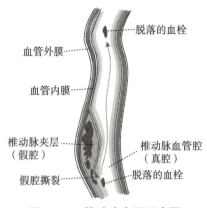

血管外膜
血管内膜
脱落的血栓
椎动脉夹层（假腔）
假腔撕裂
椎动脉血管腔（真腔）
脱落的血栓

图 2-13　椎动脉夹层示意图

是指由于某种原因引起的血管内膜发生损伤，形成壁内血肿，进而引起血管内膜与中膜分离，压迫血管管腔，导致管腔狭窄。而分离的内膜与中膜之间可以形成一个假腔，腔内血流缓慢容易形成血栓。有时，假腔内壁可能因为某种原因破裂，进而造成血栓脱落，引发血管阻塞导致支配区域的梗死（图 2-13）。这种动脉夹层最初在主动脉上发现，由于患者平时没有明显症状，很难被发现，一旦发生破裂则可能诱发肺栓塞，经常因抢救不及时而猝死。后来发现颈部的颈动脉、椎动脉，甚至颅内动脉亦有发生动脉夹层。当这些部位的血管内膜撕裂初期，患者往往会产生血管痉挛等局部刺激症状，诸如颈肩痛、头晕头痛等，但如果假腔内血栓脱落，则可能导致供血区域的脑血栓（大多是脑干血栓），甚至导致猝死。

一般认为，椎动脉夹层或颈动脉夹层的成因有两种：自发性和外伤性。自发性可能与某些血管发育异常的先天遗传性结缔组织病有关，如马凡氏综合征、Ehlers - Danlos 综合征、肌纤维发育不良等。而外伤性夹层则可能与颈部创伤（如车祸等）有关。经常做颈部的屈伸、旋转等运动可能会导致颈动脉损伤、血管内膜血肿，增加形成动脉夹层的风险。既往认为，颈部按摩或推拿等治疗也是导致本病发生的原因之一。不过，最近美国学者所做的流行病学研究发现，颈部推拿按摩与本病的诱发并非因果关系。调查发现，虽然椎动脉夹层发生脑卒中的患者中有部分人之前曾接受过颈部手法治疗，但其数量占比与其中接受局部理疗的患者并无显著差异。也就是说，接受颈部手法治疗与接受颈部理疗一样，都会在椎动脉夹层患者群体中等比例出现。那么，既然颈部理疗不会是椎动脉夹层引发脑卒中的直接原因，那么，颈部手法治疗也与其没有因果关系。道理很简单，当椎（颈）动脉夹层发生时，由于出现动脉狭窄或夹层破裂损伤，初期症状主要是颈痛和头痛、头晕，并可能伴有颈肩痛。除非进一步发展出现了脑梗死症状（如偏瘫、面瘫、呛咳、霍纳氏综合征等），患者大多以为是颈椎病而选择去做颈部的理疗或手法按摩治疗，而临床医生也很难进行甄别，特别是那些本来就患有颈椎病的患者，更难发现本病与颈椎病的不同。所以，椎动脉夹层患者往往是动脉夹层发生后才去接受颈部手法治疗。颈部手法治疗后部分人出现脑梗死很可能只是疾病发展的必然过程。不过，粗暴的颈椎手法还是有可能促使或加剧动脉夹层的破裂。

总之，椎（颈）动脉夹层的起因大多比较隐匿，初期症状没有特异性，对专科医生来讲其诊断是一个极大的挑战。而作为患者，在无明显诱因出现单纯头、颈肩部疼痛，一般保守治疗无显著疗效时，也要警惕其可能性。如果进一步出现了复视（视物重影）、视力模糊、视野缺损（视野变小）、Horner综合征（瞳孔缩小，上睑下垂、下睑轻度上提而睑裂变小，眼球内陷；结膜充血，面色潮红，耳郭红润，鼻黏膜充血、鼻塞，皮温升高等；面颈部皮肤干燥无汗；泪液分泌增多或减少，病程长者可有半面萎缩或舌肌萎缩等），或兼有偏瘫等单侧肢体无力等症状时，更需警惕椎（颈）动脉夹层的可能。

- **其他相关疾病（发病指数：☆）**

诸如青光眼、鼻窦炎、中耳炎、枕大神经痛等，都会引发相应的头痛头晕等症状。但是，这些疾病同时会伴有其他的专科症状，正规医院的医生一般可以给予比较正确的判断。不过，在某些情况下，许多疾病之间存在许多内在联系，疾病发生并不单纯，所以，患者本人也要十分注意观察疗效和病情变化，以配合医生诊察，尽早明确诊断。

求医问药

1. 治疗措施

如果排除了其他疾病引发的眩晕，可以根据疾病的发生机制，选择改善椎动脉血液循环和消除局部刺激的治疗方法。传统上有部分外科医生更看重结构性异常，曾提出手术切除钩椎关节增生的骨刺，解除椎动脉压迫的方法，但很少有患者接受。目前正规医院的常规处理原则有如下几点。

（1）改善局部血液循环：既可以通过口服或静脉给予改善微循环的药物，加强局部的血液循环，进而达到促进椎动脉血液循环，改善颅脑供血的效应；也可以通过局部用药（解痉消炎膏药或涂抹镇痛消肿软膏类中西药物）、局部软组织按摩手法、针灸、理疗等方法，辅佐缓解局部肌肉痉挛和椎动脉痉挛。

（2）松解或纠正关节状态：从发病机制分析，颈椎局部小关节刺激性绞锁是椎动脉痉挛供血不足的关键原因之一，因此，通过松解颈椎小关节绞锁（或曰"纠正颈椎错位"）的手法治疗可以调整局部关节紊乱，切实缓解局部软组织和椎动脉刺激性痉挛，也能缓解交感神经刺激，进而达到改善椎动脉血液循环、缓解颅脑供血不足的目的。不过，这种方法不能盲目使用，即便是专科医生，仍需慎重抉择。

（3）抑制自主神经功能紊乱：针对患者的焦虑症状，有时需要配合抗焦虑治疗，包括抗焦虑药物或心理辅导等。

2. 康复措施

一般来讲，颈性椎动脉供血不足引发的头晕头痛症状经过系统治疗大多可以在 1 ~ 2 周内缓解，比较重的患者治疗约 1 个月后也会缓解。但是，如果治疗不当或症状迁延日久，经常反复，则可能需要更长的时间。在症状缓解期，患者应该遵守循序渐进的原则，逐渐增加生活起居的负荷量，保持生活的规律性，尤其注意在治疗后期和症状消失后，患者还需要在 1 ~ 2 月内特别注意避免再次损伤，比如着凉、疲劳、生活不规律、长久伏案等。具体的康复措施请参考第 5 章"颈椎的维护与保养"急慢性不同阶段的颈椎康复运动原则（第 81 页）。特别需要指出的是，对于那些比较严重的交感型颈椎病患者，健康的心理状态是非常关键的康复保障。

3. 保健预防

无论是椎动脉型还是交感型颈椎病，预防复发是保健的关键。这两种类型的颈椎病都有极强的复发倾向。患者除了需要检点自己的生活工作习惯和环境，尽量遵守"规律生活，避免着凉，规律运动，避免疲劳"的基本原则以外，还要特别注意身心健康的调节。具体的措施可参见第五章的颈椎保健部分（第 103 页）。

 肩背疼痛或伴关节活动受限

症状表现

肩背疼痛或同时伴见肩关节活动受限也是颈椎问题常见症状之一。典型症状是非常明显的肩背部疼痛，或者兼见明显的肩关节活动受限，夜间可能更加明显。疼痛大多为一侧，有时可以放射至背部。大都伴有颈部疼痛，但也有部分患者颈痛不明显。大部分患者都有着凉病史或疲劳史，但也有个别患者原因不明。

病因分析

1. 相关解剖

我们知道，颈椎椎管内走行的是颈段脊髓组织，颈椎节段的脊髓

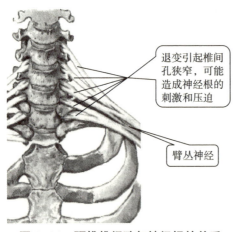

退变引起椎间孔狭窄，可能造成神经根的刺激和压迫

臂丛神经

图 2-14 颈椎椎间孔与神经根的关系

组织发出很多支配上肢的神经，其中有一部分交织重叠成网状，形成一个神经网络丛，称为臂丛神经（图 2-14）。臂丛神经中有一支源自第 5、第 6 颈椎，属于第 5 颈髓节段的颈 5 神经根（C_5 神经根），是腋神经的主要构成成分。腋神经主管肩部的肌肉"三角肌"的运动，比如使肩关节外展。腋神经的主要分支包括一支肩胛上神经，支配肩背部肩胛骨上面的肌肉，叫作冈上肌和冈下肌，主管肩上举。另一分支叫作肩胛背神经，支配向上抬肩胛骨的肩胛提肌。

2. 发病原因

颈肩部相对比较暴露，尤其在夏天，穿着清凉的青年男女，常常因为贪凉、空调房间工作或睡眠时导致肩背部着凉，加上坐位工作中或睡眠状态下姿势不好，或饮酒后睡眠太沉，未能及时翻身调整姿

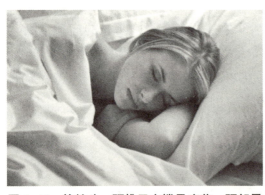

图 2-15 软枕头，颈椎无支撑易疲劳；颈部暴露在外，局部着凉

态，使着力点受压太久，可能造成颈肩部肌肉的牵张劳损，进而引发受损侧颈椎及附近软组织疲劳损伤（图 2-15）。这种损伤刺激往往会导致相应的颈椎中段（如颈椎第 5、第 6 关节）出现保护性绞锁，避免关节运动时造成软组织损伤加重。但是，这种关节保护性绞锁如

果过久的话，很容易由于肌肉张力太高而造成局部血液循环不畅，局部劳损所造成的炎性代谢产物无法被血液循环系统带走，导致炎性致痛物质的淤积，进而波及相应的神经根（一般是第 5 或第 6 颈神经根）。此时，该神经相应的支配区就会产生相应的刺激症状，甚至会影响肩关节的运动。当然，从理论上讲，支配肩关节运动的神经并不仅仅由一两根神经组成，但主要源于第 5、第 6 神经根，尤其是第 5 神经根，因此颈椎中段关节刺激不仅可以导致肩背及肩胛区的疼痛，还可能造成肩关节活动受限。

诊断分析

从颈椎角度考虑，最可能的诊断应该是颈椎病（肩关节功能障碍），其基本病理应该是颈椎关节紊乱导致支配肩周运动神经功能障碍。

不过，这种肩关节功能障碍的情况，最容易让人联想到的是另一种叫作肩周炎的疾病，俗称"五十肩"或"冻结肩"。到底是肩周炎还是颈椎病？临床上有时候很难鉴别。好在两个病都属于运动系统问题，在同一专科就可以由医生进行鉴别诊断。但是，即便是比较有经验的医生，有时也不太容易区分。这里，作者根据个人经验，将肩周关节运动功能受限的临床诊断思路进行初步的分析。

- **颈源性肩周症状（发病指数：☆☆☆☆）**

指颈椎后关节问题造成的肩周疼痛及肩关节活动受限。这种情况下的肩周运动受限等症状并非源于肩周关节本身，而是颈椎中段关节问题继发神经根损伤性刺激而导致。尤其是第 5、第 6 颈椎后关节紊乱导致颈 5 神经根刺激时，最容易出现同侧肩关节运动障碍和疼痛。当颈椎问题解决以后肩周疼痛及活动受限也自然消失。

- **颈椎病相关性肩周炎（发病指数：☆☆☆）**

指的是颈椎病患者同时伴发肩周炎。颈椎病是主病，肩周炎是继发疾病。患者往往长期患有颈椎病，在颈椎病持续或反复发作的特定情况下，使得相应的肩周关节受到影响，尤其是寒冷刺激容易继发肩周炎，两者互相影响。此时，颈椎病的治疗会直接影响到肩周炎的预后。有效的颈椎病治疗可以促进肩周炎的痊愈或症状改善，但是，颈椎问题的解决并不能使得肩周炎症状完全缓解。

● **颈椎病和肩周炎（发病指数：☆☆）**

两种病分别存在，有一定的相互影响，但颈椎关节问题的解决很难立即带来肩周炎的明确改善，而颈椎问题不解决则一定会影响到肩周炎的康复。

鉴别诊断中还有一种情况需要特别注意，有些不典型的冠心病甚或心肌梗死也可能仅仅表现为颈肩部的疼痛。这种情况尽管在颈腰痛门诊中十分罕见，但临床上的确有过教训。特别是那些曾经有过颈椎病病史和高血压冠心病病史的中老年患者，一旦出现了毫无原因的颈肩部疼痛应该首先排除心肌梗死的可能。

求医问药

1. 治疗措施

单纯由于颈椎关节问题造成的肩周关节运动受限和疼痛，只要接受颈椎病的治疗即可，具体方法可参考本章内容"颈肩背疼痛"（第11页）。但是，如果属于复合因素导致的肩周关节运动受限或疼痛则需要根据情况接受相应的肩周关节的辅助治疗，包括对症治疗、功能锻炼、局部理疗等。

2. 康复措施

一般来讲，颈椎引发的肩关节运动受限可以在接受充分的治疗后获得痊愈。颈椎病的康复原则，可以参见第五章"颈椎的维护与保养"中的相关部分。但是，如果合并有肩周炎，则需要同时处理肩关节问题。肩周炎的治疗原则主要是缓解疼痛和功能训练。在很大的一个程度上，肩关节运动的恢复需要患者通过顽强的毅力才能完成。

肩关节康复运动的基本原则是根据肩关节运动范围（如摇转、上举、外展等）设计运动方案。每天运动 3 ~ 4 次，每次运动要做不同方向的三组，每组做 15 ~ 20 个。原则上讲，运动的幅度应该在痛限以内，也就是运动幅度以刚刚抵达疼痛程度为限度。不要过度超越痛限，以免引发过度刺激，再度造成运动性损伤。

3. 保健预防

预防颈椎病的措施同样是预防颈椎源性肩关节运动受限的措施。至于肩周炎的预防，主要需要预防过度疲劳和寒凉刺激，同时注意起居规律和保持经常的健身运动习惯。可参见第 5 章中相关章节（第 87 页）。

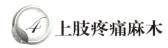 **上肢疼痛麻木**

症状表现

手麻、胳膊麻，甚至肩背都麻木或伴疼痛的情况是一种十分常见的、颈椎病导致的症状组合。一般情况下，颈椎相关性的本组症候群大致有如下三种发病情况：

（1）由于着凉、疲劳等因素突然发生。麻木和疼痛非常严重，许多情况下患者甚至必须高举上肢才能缓解疼痛。夜晚疼痛会更加明显，经常不能平卧。严重者只能坐位小睡，痛苦异常，甚至夜间只能通过行走缓解疼痛。

（2）疾病发生比较缓慢，可能与慢性疲劳损伤有关。患者主要以上肢麻木为主，症状的发生与体位变化有关。也就是说，有时是卧床时的某个体位，有时则是坐位的某个体位可能诱发麻木或疼痛。

（3）急性外伤后发生，比如车祸。由于疼痛剧烈，导致整个上肢活动均受限。颈部及单或双上肢肿胀、疼痛非常明显，甚至影响到手指的运动功能。患者往往伴发其他部位更为严重的骨折或损伤，因而忽略了颈椎的损伤，使颈部损伤转成慢性或陈旧性损伤。

病因分析

1. 相关解剖

前面提到，颈椎共有 7 节椎体，每节颈椎椎体与后关节之间有一个桥样的狭窄连接，上下节段的桥样连接就构成了一个椭圆形的空间，称为"椎间孔"。椎间孔是颈神经根走出椎管的通道，其周围关系十分复杂，其间除了有颈神经根以外，还有软组织、小的神经分支、椎动脉等。椎间孔的毗邻还有勾突关节、交感神经节等组织。另外，更为重要的一个结构是颈椎上下椎节之间有个软骨垫，称为椎间盘。该组织中心部分为十分容易出现形变的髓核组织，而外周是纵横交错的固护结构——纤维环。纤维环非常容易出现退变，甚至造成破裂。具有部分流体特性的髓核组织可能随着髓核外周的纤维环破裂而流入椎间孔，形成颈椎间盘突出（图 2-16）。

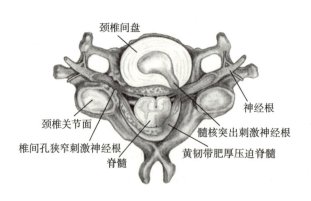

颈椎间盘

神经根

颈椎关节面

髓核突出刺激神经根

椎间孔狭窄刺激神经根

黄韧带肥厚压迫脊髓

脊髓

图 2-16　颈椎间盘突出也可以造成神经根刺激

2.发病原因

由于椎间孔周围都是容易出现退变增生的骨性组织，所以可能产生狭窄。X线照相可以明确地显示这种狭窄。在既往和当前的医学教科书和专科著作上都把这种情况看作是压迫和刺激颈神经根的主要原因（图2-17）。但是，笔者及同事们根据几十年的临床观察发现，椎间孔狭窄或其间形成的骨刺并非是造成神经根刺激的主要原因。大量的临床调查表明，60岁以上的老年人颈椎椎间孔都有不同程度的狭窄，但却很少出现神经根刺激症状。其实，神经根在椎间孔截面中所占据的比

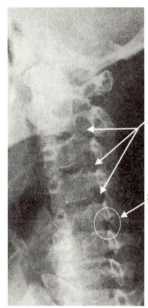

正常的椎间孔

椎间孔狭窄

图2-17　X线显示椎间孔狭窄

例还不到1/6。由于椎间孔尚有足够的代偿空间，神经根组织一般不会因为椎间孔狭窄而出现异常刺激。只有当神经根水肿或出现了炎症刺激改变时，才可能出现神经根的刺激症状。比较严重的神经根炎性刺激状态，有时会与颈椎间盘髓核突出引发的局部炎性刺激有关；也有一部分患者是由于寒冷刺激导致局部软组织痉挛，引发局部颈椎关节保护性绞锁，进而导致神经根缺血，产生神经根炎。许多具有明确的神经根刺激症状患者通过影像学检查发现有颈椎椎间盘突出和颈椎间孔狭窄的情况。经过有效的保守治疗以后，神经根刺激缓解，临床症状消失，但复查颈椎MR发现，椎间孔狭窄和颈椎间盘突出情况毫无改变。这也从一个侧面说明，椎间孔狭窄等占位性病理改变有时并不一定具有临床意义，或者说，大部分都可以被人体代偿适应。

诊断分析

根据上述表现和病理分析，属于颈椎退变相关性的神经根损伤，医学诊断称为神经根型颈椎病（发病指数：☆☆☆☆）。

上肢疼痛麻木并非只有颈椎神经根刺激可以导致。从病理解剖学角度来看，凡是影响到上肢神经（医学上称为臂丛神经）路径上的各种损伤性刺激都可能导致上肢疼痛或麻木。从这个意义上讲，我们必须了解一下上肢神经（臂丛神经）的路径和组成。

臂丛神经分根、干、股、束、支五个部分。根有 5 个，是指臂丛神经的原始出发部分，包括第 5 ~ 8 颈神经根前支和第 1 胸神经根前支 5 条神经根。然后组成 3 个干（颈 5、颈 6 组成上干，颈 7 自己为中干，颈 8 和胸 1 组成下干）；干再分成 6 个股（3 个前股，3 个后股）；股再重新组成 3 个束；束再发出 5 个支，即腋、肌皮、桡、正中、尺 5 个神经支（图 2-18）。那么，在臂丛神经的根、干、股、

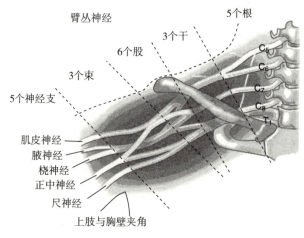

图 2-18　臂丛神经的组成

束、支各个环节上的损伤或刺激都可以出现上肢的疼痛或麻木。因此，单纯上肢疼痛或麻木可以源于臂丛神经走行途中任何一处产生损伤。从这个意义上讲，上肢疼痛麻木症状出现时，主要需要鉴别的有如下几种疾病。

- **胸廓出口综合征（发病指数：☆）**

主要因为颈肋或其他组织所造成的下臂丛及锁骨下动脉受压症状。症状表现是多根性（颈 8 及胸 1 为主的尺神经）的，有时会出现雷诺现象（由于动脉受压造成上肢血管改变，表现为肢端皮肤颜色间歇性苍白、发绀和潮红的改变，一般以上肢较重，偶见于下肢）。压肩试验阳性，即检查者用双手向下压患者肩膀可以诱发疼痛；但压颈试验阴性，亦即检查者用手下压患者头顶时不能诱发疼痛，说明疼痛源于胸廓出口，而不是颈椎。

- **臂丛神经炎（发病指数：☆）**

顾名思义，本病的基本病理是臂丛神经的炎症病变。其病因并不明确，可能与感染、变态反应等有关。多见于成人，常在受凉、感冒、手术后发生。急性或亚急性发病，表现一侧（少数为双侧）颈、肩胛或上肢肌的麻木、疼痛、无力、肌萎缩。物理检查时，可在臂丛神经干上（锁骨上下窝或腋窝）等处明显压痛。牵引臂丛上肢外展或上举即诱发疼痛。肩、上臂外侧处和前臂桡侧感觉减退。肱二头肌、肱三头肌腱反射减弱或消失。无颈椎局部体征。

- **网球肘（发病指数：☆☆）**

医学上称为肱骨外上髁炎，是前臂的旋转肌群附着点出现了损伤，造成附近的桡神经刺激，也会导致前臂的麻木或疼痛。由于网球运动员易患本病而得名。本病患者的肱骨外上髁处（肘关节外侧凸起处）有明确压痛，甚至可以向前臂放散。前臂旋转时（如扭洗衣物时）会出现疼痛。但本病患者没有颈椎病的其他体征。

● **腕管综合征等（发病指数：☆☆☆）**

腕管为一骨性纤维管，其桡侧为舟状骨及大多角骨；尺侧为豌豆骨及钩状骨；背侧为头骨、舟状骨及小多角骨；掌侧为腕横韧带。在腕管内有拇长屈肌腱、指浅屈肌腱、指深屈肌腱及正中神经。凡是挤压或缩小腕管容量的任何原因都可压迫正中神经而引起腕管综合征。Coles 骨折（一种前臂骨折）畸形愈合、月骨（腕骨之一）前脱位、感染或外伤致软组织水肿，腕横韧带增厚、腱鞘囊肿等；某些全身疾病如肥胖病、糖尿病、甲状腺功能紊乱、淀粉样变性等，有时可合并腕管综合征。本病与人们长时间使用电脑有关。键盘打字和移动鼠标都可以使手腕关节出现劳损，久而久之，可能会导致神经受损，手部肌肉萎缩，因此本病也称为"鼠标手"。临床上主要表现为正中神经受压症候群，包括食指、中指和无名指麻木、刺痛或呈烧灼样痛，白天劳动后夜间加剧，甚至睡眠中痛醒；局部性疼痛常放射到肘部及肩部；拇指外展肌力差，甚至端物、提物时突然失手。当压迫或叩击患侧腕横韧带或背伸腕关节时会使疼痛加重。病程长者，可见大鱼际肌萎缩。

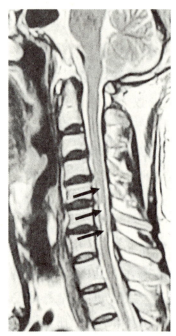

脊髓影像中的白色条块（箭头示）即为空洞

图 2-19　脊髓空洞 MR 影像

● **脊髓空洞症（发病指数：☆）**

脊髓空洞症是脊髓的一种慢性、进行性的病变。病因并不十分清楚，其病变特点是脊髓（主要是灰质）内形成管状空腔以及胶质（非神经细胞）增生。最常发于颈部脊髓，但有时可伸延脊髓全长，甚至可以伸延至延髓（图 2-19）。发病年龄为 31～50 岁，男多于女，个别有家族史。该病进展比较缓慢。症状表现与病变节段和侵犯神经轴的层次有关。颈脊髓区域的空洞在临床上可以出现上肢麻木或疼痛，更为典型的症状是节段性分离性感觉障碍，表现为痛觉和温度觉丧失，而触觉、震动觉正常存在。这是因为脊髓丘脑纤维（位于脊髓中间的空洞处）中断使得传导痛温觉的神经细胞丧失功能。早期时脊髓后柱（脊髓后面，主管触觉等）不会被侵犯，所以触觉、震颤觉和位置觉相对保留；但后期也会累及脊髓后柱，出现相应的深感觉障碍。如果病变扩展到脊髓前角细胞就会引起位于前角的运动神经元破坏，出现相应肌肉瘫痪、萎缩，肌张力减低，肌纤维震颤和反射消失。手部肌肉受累一般最早，逐步向上发展到前臂、上臂及肩带。进一步发展可以出现下肢瘫痪征象。本病后期因为关节软骨和骨的营养障碍以及深浅感觉障碍导致神经反馈机制失调，出现无痛性关节病（Charcot 关节）、皮肤营养障碍等。这往往需要到专科进行进一步的检查确诊。

- **多发性神经根炎（发病指数：☆）**

它是一种周围神经病变，以四肢周围神经的轴突（神经细胞的组织结构之一）变性、神经元（即神经细胞）病及节段性脱髓鞘（神经细胞组织结构部分损害）为主要病理改变。一般与药物、农药、重金属中毒、营养缺乏和代谢障碍有关；也可以继发于胶原血管性疾病、慢性炎症性病（如糖尿病、恶性肿瘤、慢性胃肠道疾患）等；还可以见于慢性酒精中毒。可以出现上肢麻木症状，但主要特点为四肢远端对称性的感觉障碍，如往往在肢端穿戴手套袜子的区域分布，故称为"袜套样"感觉异常。可以是麻木，也可以出现疼痛过敏等刺激症状；有时伴见下运动神经元瘫痪（四肢腱反射减弱或消失，踝反射更为明显，甚至肌萎缩，不能执行精细任务等）和/或自主神经障碍的临床综合征，如体位性低血压、肢冷、多汗或无汗、指（趾）甲松脆、皮肤菲薄、干燥或脱屑、竖毛障碍等。

求医问药

1.治疗措施

神经根型颈椎病的治疗根据其具体情况不同而有所区别。一般有如下几种方法。

（1）脱水消炎镇痛治疗：当疼痛严重、影响生活甚至睡眠时，医生往往给予脱水治疗，同时给予非甾体类消炎镇痛药物，目的在于消除神经根及局部软组织水肿和炎性刺激。患者同时需要特别注意尽量避免各种诱发疼痛的体位或动作。

（2）颈椎牵引：部分患者需要配合使用颈椎牵引治疗。原始目的在于牵开缩窄狭小的椎间孔，减轻对穿行期间的、水肿状态的神经根的压迫或挤压刺激；或者可以牵张已经缩窄的椎间隙，达到还纳突出髓核的作用。不过，最近的研究表明，颈椎牵引并不能达到还纳突出髓核的效应，只是通过缓解神经根的挤压刺激而起到疗效的。有些情况下，牵引当时可以缓解症状，但牵引过后，疼痛会再次发生，并可能更加严重，这说明患者并不适应牵引治疗。因此，选择牵引治疗需要密切观察机体的反应，随时报告给医生，有时不得不中断治疗。

（3）颈椎手法治疗：颈椎手法治疗在神经根水肿的急性期并不适用，此时实施手法治疗很容易造成局部损伤刺激加重，不仅达不到缓解疼痛的目的，还可能加重神经根及局部软组织水肿，使疼痛加剧。当然，比较有经验的医生还是可以根据患者情况给予比较个性化的手法治疗的。急性期一般只能实施轻柔的关节松解手法，不要盲目给予暴力的关节冲击调整，也不要给予长时间的颈椎周围软组织按摩术。

（4）其他治疗：可以采用包括针灸、理疗等方法在内的保守治疗。但是，在急性期一般不要实施可能产生热效应的物理治疗（包括中药热敷），这些方法可能会加重局部水肿。慢性期可以使用具有加热效应的治疗方法。

（5）手术治疗：如果症状是由于急性椎间盘突出而引发，经过正规保守治疗无效或反复发作，必要时需要考虑外科干预。手术治疗的形式也有很多，具体实施何种形式的手术，专科医生会根据具体情况最终决定。

2. 康复措施

比较其他类型的颈椎病，神经根型颈椎病的治疗期相对较长，康复期也比较长，尤其是麻木症状的恢复更是需要时间。除了常规康复措施（见本章第一节）以外，神经根型颈椎病的康复期原则更强调避免着凉受潮和疲劳，以及生活工作的规律性。康复运动的基本原则因人而异，主要有以下三个方面。

（1）提倡协调性运动：比如，肩胛关节的摇转运动等（参见第五章相关章节），也可以做户外活动，包括太极拳、扭秧歌、中老年迪斯科，甚至街舞等任何提高肌肉关节协调性能力的运动。但要避免引发疼痛的任何运动和姿态，就是运动不要超越痛限，以免引发过度刺激，再度造成运动性损伤。

（2）避免不协调运动：诸如各种球类活动、各种需要手持器械的运动（乒乓球、羽毛球、网球、高尔夫球等），这些球类活动经常处于不对称用力，很容易导致不协调应力，造成患侧局部的再损伤。

（3）避免负荷运动：某些肌力训练的健身活动尤其应该避免，比如举杠铃、举哑铃、上肢及躯干的肌肉群训练等。

3. 保健预防

神经根型颈椎病的预防保健措施除了可以参考第五章的相关章节以外，特别强调要保持规律的生活和工作习惯，尤其是久病初愈的患者更要特别预防过度疲劳和寒凉刺激。

颈源性步态不稳、手指不灵活等

症状表现

行走笨拙，甚至站立不稳，步履蹒跚，脚下有踩棉花的感觉。上肢也会变得比较笨拙，手指不灵活，精细动作（如穿针引线、系扣子等）受限，甚至出现大小便失常（如便意频繁、次数增多，但量少）、部分肌肉萎缩等问题。这也是一种比较严重的颈椎问题症状组合。主要发病形式有如下几种：

（1）既往有长期颈椎病病史，随着年纪增长而逐渐出现症状。此种情况大多疼痛不明显。

（2）既往有或无颈椎病病史，由于某些自然因素（如着凉、疲劳等）而突然发生。症状表现往往并不单纯，有时可能伴有其他症状，诸如颈肩部疼痛、上肢麻木等症状。

（3）既往病史不详，症状发生与某一次较重大外伤有关，比如，车祸、摔倒、运动意外等。患者大多伴有明确的颈部疼痛，疼痛会严重地波及单（双）侧上肢，个别患者还会伴有其他部位的骨折、颅脑损伤等严重的外伤。其他部位的骨折等外伤可能会掩盖颈椎损伤的情况，有些甚至是在严重外伤痊愈后才逐渐发现颈椎问题。

病因分析

1. 相关解剖

颈椎共有 7 节椎体，每节颈椎椎体后缘与后关节弓会构成一个圆孔，每一节颈椎的圆孔连在一起，就构成了一个隧道，即脊柱中重要的结构——颈椎椎管。椎管内走行的正是整个脊髓的最重要部分——颈段脊髓。颈段脊髓上接大脑，下接胸髓，既是主要生命活动（呼吸心跳）的基本控制中枢，也是大脑和下位神经之间信息传导的通道，因此被称为生命中枢。在颈段脊髓前区，有一些十分重要的毗邻结构，包括前面的颈椎椎间盘、后面的颈椎椎体后缘，还有椎管后壁的后纵韧带、椎管侧壁的钩椎关节等。另外，在脊髓的表面还有十分重要的供血动脉，如上下纵行的脊髓前动脉等（图 2-20）。当然，在每两个颈椎节段交接处都会有一对重要的神经根从颈段脊髓发出，从"椎间孔"穿出，行走到脊柱外面，分布到相应的机体组织器官，控制那里的活动和感觉（图 2-21）。

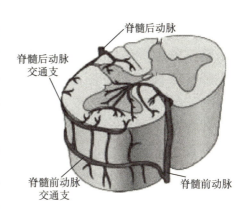

图 2-20　颈脊髓的动脉血液供应

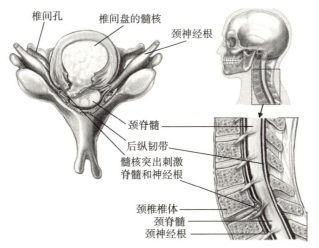

图 2-21　脊髓和神经根受压可以产生相应的刺激

2. 发病原因

颈段脊髓传导受阻是步态不稳的关键原因。由于脊髓通路出现部分阻断，大脑控制肢体行为的指令不能通畅地向下传达，导致肢体运动不能完全按照大脑的控制去精细实施。我们知道，人类脊髓具有基础的生理反射能力，也可以说是一种动物的原始反应。这个基础反射不需要通过大脑就可以实现。比如，我们用橡皮锤叩击放松悬空的膝关节（跷着二郎腿）前面下方的肌腱，非常容易地引发小腿的弹跳反射（图 2-22）（所谓"膝跳反射"，腱反射的一种），这是一种脊髓基础的反射，也称为脊髓原始反射，是脊髓神经元对于外界感觉刺激的原始运动反应。这个反射是一个未经修饰的粗糙运动反射，只有经过上位大脑中枢进行控制才能维系正常的精细运动反应状态。如果大脑的控制通路被部分阻断，大脑的控制功能就会被削弱，脊髓反射就会变得十分活跃。脊髓反射亢进的表现说明大脑控制下位神经元冲动的脊髓通路被部分阻断。此时，患者就会出现很难控制的僵硬步态，甚至步态不稳、双脚踏空等感觉，有时还会影响到对大小便功能的控制。一般将这种膝跳反射亢进的情况称为病理反射阳性。医生常会利用这个检查来判断患者的颈椎节段是否出现颈脊髓传导阻断或部分阻断。这也是颈椎病导致步态不稳的关键病理原因之一。

但是，实际临床上关于颈椎退变导致颈脊髓传导障碍的原因则比较复杂。一般专科观点认为，如果退变造成颈椎椎间盘纤维环破损或断裂，髓核组织向后溢出

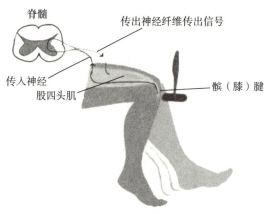

脊髓

传出神经纤维传出信号

传入神经
股四头肌

髌（膝）腱

图 2-22　脊髓反射（膝腱反射弧）示意图

进入椎管，就可以造成脊髓压迫，进而导致脊髓传导功能障碍，即颈椎间盘突出压迫脊髓（图2-23）。不过，更多的临床资料显示，许多患者虽然具有明显的颈椎间盘压迫脊髓的影像学表现，但却并没有出现明显的临床症状。还有许多患者经过保守治疗后临床症状完全消失，而突出髓核的压迫征象却毫无改变。当然，也有小部分患者的确是由于突出的颈椎间盘造成了颈脊髓的压迫。总之，临床现实情况让医生很难用这种颈椎间盘压迫脊髓来解释颈椎源性的步态不稳症状。

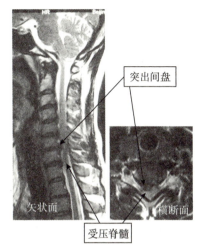

图 2-23 颈椎椎间盘突出压迫脊髓

根据临床观察，作者提出另外一种较为合理的病理解释：如果颈椎椎间盘是慢性劳损造成、逐渐发生突出的，没有造成急性损伤性刺激，脊髓则可以利用椎管内的剩余空间逐渐避让，最后代偿性地接受这个外来的突出髓核。图2-24是一位80岁高龄男性患者颈椎的CT片，可以看到明显的椎间盘突出影像，突出组织已经钙化，占据了椎管轴位（即横断面）4/5的空间，脊髓受压征象非常明确。但实际上，患者从来没有过明确的颈椎损伤病史，也从未出现过脊髓压迫征象，只是在体检中发现了这个改变。这

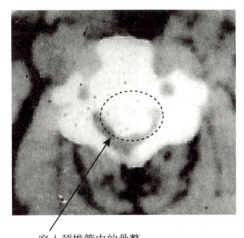

图 2-24 83岁高龄男性患者颈椎的CT片显示椎管内巨大椎间盘突出已经钙化

个病案应该是渐进式突出可以被代偿的最好注解。这种情况临床上十分常见。而那些出现症状的患者则很可能是由于某种情况突然破坏了颈椎关节的代偿平衡，导致已经比较薄弱的颈段脊髓（已经出现颈椎间盘压迹的部位）出现缺血性刺激，阻碍了脊髓神经传导，最终产生脊髓传导通路障碍而出现了症状。部分患者在颈椎关节的紊乱状态纠正以后，脊髓供血恢复，症状或许可以得到缓解或部分缓解。但是，症状虽然减轻，而突出髓核并不发生改变。笔者提出的这一观点虽然无法获得病理解剖的直接证据，但实际临床资料的证据已经非常充分，足以证明这种观点的实际意义。不过，并非所有渐进式颈间盘突出患者都能够调动机体的代偿机制，有部分患者会出现不得不进行手术干预的情况。这个尺度需要有经验的医生来把握。

如果出现了颈椎的意外损伤（如车祸、外伤等），很可能造成急性颈椎髓核突出，导致颈脊髓无法代偿，从而出现急性的脊髓压迫阻断，此时往往需要急诊手术治疗。

诊断分析

根据上述表现和病理分析，从颈椎退变角度上看，最常见的诊断是脊髓型颈椎病，主要源于颈椎间盘髓核突出造成的颈段脊髓压迫（发病指数：☆☆）。

另外，还有一种与颈椎退变相关的诊断为颈椎椎管狭窄症。这个诊断是相对于腰椎管狭窄症而提出的，主要是指构成颈椎管各解剖结构因发育性或退变因素造成椎管骨性狭窄，可在一个或多个平面发生。基本病理也是阻碍了相应平面的脊髓血液循环，使得脊髓及神经根产生压迫症候群。颈椎椎管狭窄的主要病因是脊柱退行性改变，包括间盘、黄韧带、骨质增生等。但这个诊断临床上并不常用。笔者以为，颈椎管狭窄更多的是一种测量数值的概念。这个诊断的最初形成，与影像学诊断的测量数值有关，包括许多专业的测量方法，很容易在影像学检查的专科书籍里获得，这里不做赘述。但是，影像学测量获得的狭窄数据并不是临床诊断的唯一依据，仅供参考。换句话说，即便影像学测量已经达到狭窄的极度标准，也不见得真正有临床意义。

步态不稳等症状可以缘于颈段脊髓的压迫或损伤，但颈段脊髓的压迫和损伤并非仅仅缘于颈椎关节的退变，所有引发压迫和损伤的疾病都可以导致这种情况。因此，鉴别诊断非常重要。主要需要鉴别的疾病包括如下几种。

- **颈椎及颈段脊髓内外的肿瘤（发病指数：☆）**

颈椎椎体肿瘤也可以导致颈段脊髓压迫，出现步态不稳等症状。但恶性肿瘤有时会伴随其他症状，良性肿瘤病情发展比较慢。影像学检查，如 MR，CT 等，都可以帮助确诊。

- **脊柱结核（发病指数：☆☆）**

颈椎结核并不少见，有时会因为结核脓肿和骨质破坏而造成脊髓压迫症状。影像学检查和辅助化验检查都可以鉴别。

- **颅底畸形（发病指数：☆）**

比较常见的是颅底凹陷和小脑扁桃体下疝。由于枕骨大孔畸形而造成狭窄，成年后发生退变，有时可能会出现小脑和颈脊髓的挤压征象，导致步态不稳等症状。

- **后纵韧带骨化（OPPL）（发病指数：☆☆）**

颈椎椎体后缘有一条韧带，有时会出现增厚和骨化，形成椎管内的占位病变，可能产生直接的颈段脊髓压迫，导致步态不稳等症状。

- **颅脑神经病变（发病指数：☆）**

颅脑血管硬化，也会导致大脑及小脑的供血不足，出现步态不稳。这类患者可以通过仔细的物理检查和影像学检查而鉴别。

- **椎动脉型颈椎病（发病指数：☆☆☆）**

椎动脉供血不足可以导致小脑平衡功能失常，也会出现步态不稳的情况，但更多的是头晕症状为主。物理检查时也不会出现四肢腱反射亢进的情况。

- **焦虑症（发病指数：☆☆）**

患者可以因为各种原因（如长时间的颈椎病病史）出现自主神经功能紊乱，自主神经功能紊乱可以导致各种精神症状，包括头晕或步态不稳。但是，这类患者的病理反射是阴性的，四肢肌腱的腱反射检查都不会出现亢进征象。

求医问药

1. 治疗措施

脊髓型颈椎病的治疗比较复杂，传统意义上讲，只要出现了脊髓压迫征象，就应该给予手术治疗。但是，患者大都很难接受。那么如何实施保守治疗呢？原则上讲的确比较困难。作者根据临床经验和疾病的病理过程，总结有如下几种方法。

（1）脱水消炎治疗：如果患者局部疼痛比较严重，症状出现比较紧急，往往需要脱水治疗，同时也需要给予非甾体类消炎镇痛药物。不过，这种情况往往不多，因为导致急性颈脊髓水肿的髓核突出往往需要紧急手术干预。

（2）改善血液循环：一般认为，慢性脊髓受压征象的原因主要源于局部血液循环障碍。为了改善血循，促进脊髓活力，可以给予活血化瘀类药物，包括口服或静脉给药，中西药均可。

（3）颈椎牵引：部分医学教科书提倡配合使用颈椎牵引治疗。这是因为，在颈椎牵引状态下，颈椎椎间隙拉开时可能会使得突出的髓核回缩，减轻脊髓压迫。但是，临床有时候反而会出现症状加重的情况。这可能因为颈椎后关节的牵张刺激引发局部缺血加剧，导致脊髓供血进一步减少，并且突出髓核如果比较大，从纤维环破裂处溢出到后纵韧带下方，甚至突破后纵韧带进入椎管空间，即便在牵引状态下脱出髓核也不可能再回到压力较小的纤维环中。因此，牵引不仅不会使突出物减小，却可能导致局部刺激加剧，所以牵引的使用要慎重。

（4）颈椎手法治疗：根据病理分析，脊髓型颈椎病时的颈椎后关节大多处于紊乱状态，这将间接导致局部脊髓刺激性缺血。理论上讲，应该可以做颈椎关节手法的调整和治疗。但现实情况下，由于颈椎局部稳定性比较差，突出髓核对颈脊髓的压迫和刺激比较明显，手法本身有很高的风险。如果医生没有丰富的临床经验，一般不建议患者接受手法治疗，尤其是比较暴力的旋转或斜扳手法治疗。

（5）其他保守治疗：患者大都可以配合一些促进神经功能恢复和局部血液循环的针灸或理疗等保守治疗。

（6）手术治疗：一般来讲，急性颈脊髓压迫或慢性发病，经1~3个月的正规保守治疗效果不理想或有效但并不稳定时，就需要考虑手术治疗。手术治疗的术式有很多种，但必须去正规医院找专科医生才可能获得专业和相对安全的手术治疗。

2. 康复措施

如果步态不稳等症状是源于脊髓型颈椎病，往往意味着病情比较严重。一般的专科专著中都认为只有手术才能解决问题，即便希望尝试保守治疗也往往需要耐心等待很长时间才可能取效。其实，这种患者的康复计划并非必须等到症状完全缓解才开始，而是当症状有一定程度的缓解就可以开始。主要的康复措施与各种神经损伤后期的康复措施基本相同，包括上下肢的运动功能训练，诸如手握太极球训练、上肢运动功能训练、下肢行走训练、上下肢力量训练等，有时需要在专门的物理治疗师指导下才能完成。当然，这一段时间内更要十分注意避免意外。

3. 保健预防

脊髓型颈椎病的预防问题主要在于如何"带'核'生存"，就是说，如何带着突出髓核继续维持脊柱的生物力学平衡状态，且要保证生活质量。一般来说，渐进性的髓核突出属于脊柱退变的结果之一。为了应对脊柱的损伤退变，规律、健康的工作与生活方式是一个基本法则。不过，对于那些影像学检查已经存在脊髓压迫影像而并无脊髓压迫症状的人群，需要特别注意脊柱的保健问题。至于具体的预防保健措施，可以参考第五章的相关章节（第 80 页）。

这里需要特别提出的三类相对需要更加注意的、容易继发脊髓型颈椎病的高危人群：①临床上从未出现各种颈部症状的正常人，但常规体检中偶然发现颈脊髓被椎间盘等退变组织显著压迫的影像；②曾经有过明确颈脊髓压迫的临床表现，后经过保守治疗康复后的患者；③虽然没有脊髓压迫征象，但有着明确的颈椎病其他征象（如颈肩部疼痛、上肢麻木等）患者。

以上三种人群属于颈椎病导致脊髓损伤的高发人群，是预防保健的重点人群。尤其是第二种情况的患者，不仅需要预防保健，还需要在症状发生时尽量避免不正规的保守治疗，尤其要避免不正规的手法治疗，以免出现意外。只有通过比较正规恰当的治疗，尽早解除局部症状，才能够避免发展成为不可逆转的、只有手术才能解除病痛的疾病状态。

第3章

颈椎病常用保守治疗方法

作者提示　颈椎病的保守治疗十分繁杂，涉及医学的多个专科。公说公有理，婆说婆有理，到底谁有理，关键在机理。本章就常见保守治疗方法的机理问题做一个简介，希望读者有个初步认识。

　　颈椎病的起因源于脊柱劳损与退变，大多可以实施保守治疗，只有很少一部分需要手术干预。尤其在华人地区，很少有人因为颈椎病寻求手术治疗。关于手术治疗方法已有许多脊柱外科专著给予介绍，这里仅就临床常见的保守治疗方法做简要的介绍。

　　本章主要介绍各种常见保守治疗的基本原理，使患者初步明确对自己疾病可能有效的治疗方法。作者将颈椎病的保守治疗大致分成两类，一是非结构干预类保守治疗，二是结构干预类保守治疗。

① 非结构干预类保守治疗的基本方法

非结构干预治疗，是指不对脊柱关节结构进行干预的保守治疗。常见方法如下。

支具固定

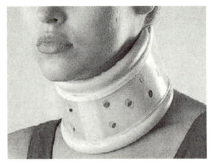

图 3-1 佩戴颈椎围领限制颈部运动

支具固定的主要器具有硬围领、颈托支架等固定器具（图 3-1）。

主要机制 限制颈椎的活动。通过制动，减少局部损伤性的刺激，达到消除局部损伤性炎症、缓解疼痛的目的。

适应证 只是在部分颈椎病的急性期或脊髓型颈椎病才予以使用。

注意事项

（1）极少数皮肤过敏者不宜佩戴。

（2）颈围需要按照医生的医嘱佩戴，一般只在刺激症状严重、颈椎容易失稳时才佩戴。

（3）如果疼痛基本缓解或只是偶发疼痛，一般不必佩戴。长期佩戴支具会造成椎旁肌肉僵硬，甚至萎缩。

卧床

卧床休息是最古老、最常用的保守治疗方法。

主要机制 与支具固定一样，也是一种制动手段，可以减轻关节负荷。

适应证 同支具固定。

注意事项

（1）一般情况下，颈椎病患者尽量不要卧床，因为卧床会造成颈部肌肉缺血和关节僵硬，不利于颈椎的恢复。很多腰椎疾病患者长期卧床后都继发形成了颈椎问题。

（2）床具的选择：卧床的床具应该是硬板床加厚褥子（厚度 8 ~ 10 厘米），也可以睡加强席梦思床垫。如何判定床垫硬度，有一个简易方法：仰卧位放松状态，用手平展开伸到腰下，如果感觉比较有阻力但能够基本插入，意味着床的硬度恰到好处；如果十分费力也很难插入，说明床具太软；反之，太容易插入，则床具太硬。

（3）枕头的选择：枕头的高度及填充物非常重要。最好的枕头应该是荞麦皮枕头，既透气，又可以塑型。原则上颈和头都要有枕头的支撑，尤其是颈下要垫实，侧卧或仰卧都应如此（图 3-2）。荞麦枕头的大小因人而异，充实度为 2/3 ~ 3/4。枕头的高度为 8 ~ 15 厘米，也是因人而异。具体高度的原则是，既要头和颈部均有充实的依托，还要能使颈椎维系正常的曲度。这里面有两层含义：枕头既要枕着颈，也要枕着头；侧卧或仰卧都要尽量保持脊柱的自然生理曲度。

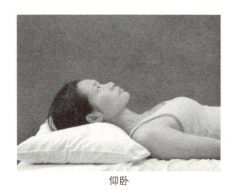
仰卧

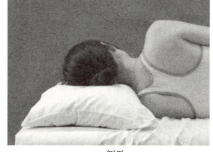
侧卧

图 3-2 枕头的高度

药物

药物治疗是一种非常重要的治疗手段，大致分成镇痛消炎、营养神经、改善血液循环等几种类型。

主要机制　根据不同情况达到消除刺激性炎症和水肿（刺激水肿期的患者一般会有比较剧烈的疼痛）、改善神经营养状态（神经功能障碍患者一般存在无力、麻木等运动及感觉异常症状）及局部血液循环（主要针对慢性疼痛、僵硬症状为主的患者）等。

适应证　根据药物的不同作用用于不同的患者。

（1）急性疼痛期多使用非甾体类消炎镇痛药物，有时甚至会增加一些脱水药物。

（2）慢性炎症状态时，要使用一些改善微循环类药物。

（3）有神经损伤征象时应该使用一些神经营养剂。

（4）一般亚急性期或慢性恢复期的患者都可以使用一些中药或中成药，但中药的使用需要辨证实施。根据患者情况的"寒热虚实"和个体状态辨证用药是中医的精髓，因此不能以病求药，要以证求药。就是说，要根据患者自己的具体病况（症状体征）寻求中医师的辨证。正规的中医师会结合患者的个体情况给出最恰当的中药处方或成药。

针灸（针刀）

针灸是最为古老的治疗方法，传统上用于镇痛治疗。

主要机制　针灸是针刺和艾灸两种治疗的统称，临床上更为常用的是针刺治疗。一般认为，针刺属于一种非伤害性刺激，可以调节神经递质的分泌，改变神经对冲动刺激的感应，进而达到镇痛效应，使局部肌肉痉挛得以缓解，关节刺激性绞锁状态得到改善（图3-3）。艾灸则是通过艾草的温经散寒止痛作用，或者直接点燃艾草放在特

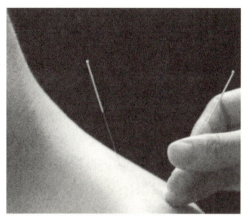

图 3-3　针刺治疗

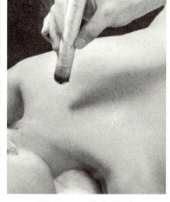

图 3-4　艾灸治疗

定的穴位烤灸（图 3-4），或直接在相应的穴位上铺上姜片再堆积少许艾草点燃，通过温热效应达到促进局部血液循环、解痉镇痛效应。临床上，针刺的应用远比艾灸更普遍。

　　针刀治疗是近 30 年来出现的一种微创疗法，结合了中医针灸理论和现代软组织剥离术的一些基本理论，是中西医结合的产物。尽管其理论仍然存在许多争议，但在国内医疗市场的确占据了一席之地。作者认为，针刀治疗主要通过微创针具在受累疼痛局部做松解剥离，达到解除局部粘连、改善局部血液循环的作用，甚至可以切断部分感觉神经纤维、截阻痛觉反射传导，进而达到镇痛效应。

　　适应证　急慢性软组织损伤引发的以疼痛、麻木为主要症状的各种疾病，理论上都可以使用针灸或针刀治疗。

　　注意事项　以下情况慎用针刀治疗：①严重内脏疾病或体质虚弱不能耐受针刺或针刀刺激者；②全身或局部有急性感染性疾病不能接受针灸和针刀治疗者；③施术部位有重要神经血管或有重要脏器而施术时无法避开的一般不能做针刀治疗；④凝血机制不良或有其他出血倾向的慎用针灸治疗，禁用针刀治疗；⑤精神敏感、血压高、心脏病患者慎用针灸治疗，禁用针刀治疗；⑥恶性肿瘤患者禁用针灸或针刀治疗。

封闭

封闭治疗是一种神经阻滞治疗技术，是以麻醉制剂为主的局部药物注射治疗。

主要机制　利用麻醉制剂的神经阻滞效应，辅佐应用类固醇制剂（目前有人混用神经营养等药物），达到局部缓解炎性损伤刺激的效应。颈椎部位的封闭主要包括椎旁小关节囊封闭、颈神经根封闭、硬膜外封闭等（图3-5）。消除局部刺激和水肿是封闭治疗的主要作用。但封闭对于异常结构（如骨刺或突出椎间盘等）并没有溶解或消融作用。

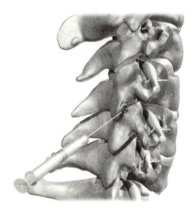

图3-5　颈椎后关节封闭示意图

适应证　在颈椎病的急性期（以颈椎局部及上肢疼痛为主的阶段）可以使用这种封闭治疗。颈椎的硬膜外封闭需要非常专业的麻醉师方可实施。

注意事项　局部封闭治疗属于一种传统的常规骨科或软伤科治疗方法，安全可靠，历史悠久。但是，如同其他所有侵入性治疗一样，封闭治疗也有可能出现一些比较罕见的副作用。有下列事项需要提醒患者：①尽管使用药典规定的不需要做过敏实验的常规药物，但仍然会出现极个别的药物过敏现象，医生常常无法预测，患者则需要慎重选择；②有时可能因紧张等因素出现体位性晕厥或疼痛性休克，因此，患者一定要告知医生自己的既往病史，尤其是心脑血管疾病的病史，并尽量放松情绪，配合完成治疗；③封闭操作时，恐惧或体位变化可能导致肌肉痉挛、滞针等现象，因此，患者应尽量保持放松状态。当偶然需要咳嗽等体位变化动作时，一定要先向医生示意，避免发生意外；④不要空腹接受封闭治疗。

理疗

理疗是指利用各种物理仪器或物理效应达到治疗目的的方法。

主要机制　通过物理仪器发出的电、磁、热等效应，在损伤组织部位产生消炎、改善微循环等作用。

适应证　主要用于相对表浅的急慢性关节及软组织劳损性炎症刺激。但许多具有明确温热和肌肉电兴奋的理疗治疗不能用于急性损伤和比较严重的损伤性刺激。

注意事项

理疗是一种很常用的治疗手段。理疗仪器所产生的效果与损伤部位的深度成反比，位置越浅，效果越明显。脊柱关节损伤的位置相对比较深，有的甚至可达 5 厘米以上，即便是激光类穿透力很强的理疗仪器能够达到相应的深度，也不能产生足够的能量。因此，理疗治疗主要是针对相对浅表的组织损伤，对于比较深在的脊柱关节损伤，很难达到所期待的疗效。

目前有很多简单的家庭用理疗仪器，大多以脉冲电、磁效应为主，可以达到一定程度的肌肉放松和消炎镇痛作用。但是，有些厂家的宣传对产品的功效有所夸大，甚至声称是无所不治的万能仪器。在购买家用理疗仪器时，除了需要认真阅读产品说明书以外，还必须明确，由于对家用理疗仪器的安全性能要求比较高，因此其治疗性能会相应地大打折扣。

非结构干预保守治疗的缺憾

上述各种治疗对于颈椎的力学结构紊乱都不做调整，只是聚焦于结构紊乱引发的软组织刺激性炎症。我们知道，无论是哪种类型的颈椎病都与结构状态紊乱有关，单纯处理紊乱引发的局部软组织刺激，有时是可以使关节紊乱得到恢复，但这种恢复大多并不完善。而结构紊乱状态不能得到圆满的纠正，必然影响脊柱力学的平衡。

换句话讲，如果颈椎关节出现了紊乱（无论是继发于周围软组织损伤，还是本身的关节错位），只是通过各种办法去缓解周围刺激性炎症或镇痛，一般很难达到错位结构的完全恢复。当软组织刺激消除以后，即便疼痛症状消失，结构紊乱仍然可能存在或部分存在，最后导致结构失衡的残存，为将来的力学结构平衡留下隐患。

② 结构干预类保守治疗的基本方法

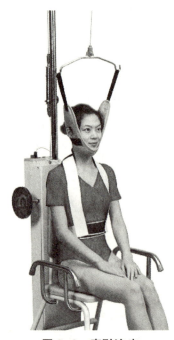

图3-6　牵引治疗

顾名思义，所谓结构干预是指那些对脊柱结构产生力学影响的治疗方法，主要包括牵引和手法治疗。

牵引

牵引治疗是颈椎病最常进行的、较为传统的保守治疗方法之一，很早就在教科书上有所记载。

主要机制　牵引的原理无外乎减少椎间压力负荷，缓解小关节刺激及椎旁肌痉挛。其治疗关键在于拉开椎间隙，增大椎间孔、松解椎间关节（间盘及后关节）绞锁，达到减缓压力负荷的目的。

主要作用 解除椎间孔狭窄导致的神经根压迫和刺激（图3-6）。

适应证 牵引的适应证与卧床的适应证基本相同，主要用于颈椎病的急性阶段，诸如神经根型颈椎病的上肢疼痛阶段、椎动脉型颈椎病的头晕头痛阶段、颈型颈椎病的颈部疼痛阶段等。

注意事项

（1）牵引治疗目前有泛滥的趋势，似乎所有的颈椎病患者都曾接受过牵引治疗，这并不可取。是否接受牵引治疗，最简单的评价办法就是疗效观察，如果牵引过程中或牵引后症状加重，或毫无疗效，都不应再行牵引治疗。

（2）颈椎牵引的施力重量应该十分注意，虽然大多为4～6千克，但实际临床上，在初始阶段还是先以2～4千克进行试探，如果已经取得疗效，就不必增加重量。如果无效，且患者并无任何刺激反应，可以适当略增加重量；但如果增加重量后出现刺激反应，或并无疗效，也不宜继续做牵引治疗。

（3）颈椎牵引也有一定的风险性。脊髓型颈椎病或刺激症状比较严重的椎动脉型颈椎病牵引时都要特别小心，一定要有医护人员在身旁。

（4）近年来出现一种比较流行的气囊牵引（图3-7）。这种牵引通过颈椎气囊的充气可以自行完成牵引治疗，非常方便。牵引时需要注意以下几点：第一，充气的程度以说话时的下颌运动不受太大影响、语言仍然可以顺利表达为准。第二，牵引时间为每日2次，每次20分钟即可。在出门坐车等特殊情况下，也可以使用充气牵引围领，因为只是充当保护性的颈围作用，所以充气程度要再小些，以避免颠簸带来的刺激。

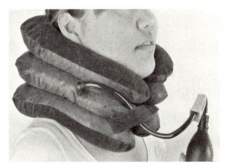

图3-7 颈椎气囊牵引

手法治疗

手法治疗有很多门派，我国主要是中医的"推拿疗法"（别称正骨、按摩等），欧美则有整脊疗法（Chiropractic）、整骨疗法（Osteopath）、手法物理治疗（Manipulative Physical Therapy）等，也称为手法骨科（Manipulative Orthopedic）或手法外科（Manipulative Surgery）。如果不考虑其门派的特点，单纯根据手法的作用形式可以分成下面三种类型。

（1）关节松动：又称为关节运动手法，是一种使关节在运动极限内被动运动的方法。通过关节运动幅度的逐渐增加，松解关节周围软

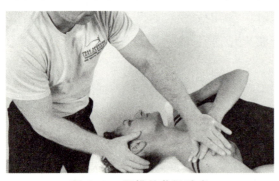

图 3-8　颈椎关节松动术

组织的痉挛，达到缓解关节紧张、涩滞的状态，改善局部血液循环，促进炎症的吸收。欧美的整骨治疗师和手法物理治疗师将这种手法分门别类，但在我国则被兼容于推拿手法之中（图 3-8）。

（2）关节调整：也可称为冲击手法（Thrust）。该手法是针对关节出现绞锁的"解锁"手法，或"关节纠正"手法或"关节复位"手法。通过关节极限位后的冲击调整，使关节解除绞锁，恢复正常的结构和运动状态（图 3-9），进而改善关节周围由于关节绞锁引发的痉挛性刺激，促进刺激性损伤炎症的吸收。该方法在欧美以整脊治疗医师最为推崇，国内的传统中医及中西医结合正骨、按摩、推拿医师也经常使用。

（3）软组织手法：软组织手法是针对局部软组织痉挛而实施的一

种按摩手法，我国传统中医按摩师最为推崇。传统中医按摩师将按摩手法在皮肤上实施的牵拉、点压、揉捏、摩擦等动作分成十几种形式，通过经验归类和五行类比，赋予不同的功效，并以此指导临床实践达数千年。而西方欧美的软组织手法则目的单纯，以能够达到松解局部肌肉紧张痉挛为基本原则。这种软组织的按摩手法据说具有抑制致痛因子的作用。当然，主要还是用于缓解局部软组织的痉挛紧张状态（图3-10）。

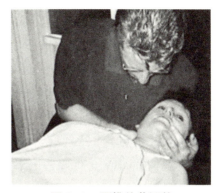

图 3-9　颈椎关节调整

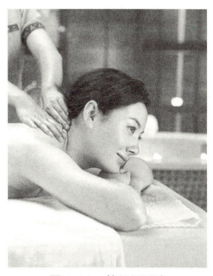

图 3-10　软组织手法

上述三种手法在临床实际的治疗中大多是合并运用的。软组织手法多在先，关节松动次之，关节调整最后。但也有人将软组织手法和关节松动手法合并运用，关节调整手法大多放在最后。国内传统中医推拿医师经常将这三种方法穿插结合，总结成多种套路，形成所谓的推拿疗法。国外则统称为手法治疗（Manual Therapy）。

主要机制　脊柱手法治疗是针对两个基本问题设计的治疗方法，一是脊柱关节的刺激性紊乱和畸形状态；二是椎旁肌肉的痛性痉挛。前者主要通过关节松动或冲击手法来进行调整，后者则主要应用软组织手法来进行松解。

适应证　手法治疗几乎适合于各种类型的脊柱劳损与退变性疾

病。但在具体实施时需要十分谨慎。

注意事项

（1）在中国，颈椎手法治疗被包括在推拿、按摩、正骨等治疗之中，不同的医师有不同的侧重，有的侧重软组织，有的侧重骨关节，但无论侧重点有何不同，脊柱关节调整都是脊柱手法的核心。

（2）相对其他部位来讲，颈椎手法治疗存在很高风险，没有经过医学基本培训或没有经过正规训练，很难把握手法治疗的尺度，容易出现偏差。

（3）对于那些出现脊髓和神经根刺激症状的患者，要慎重实施手法，更要尽量避免接受比较粗暴的手法治疗。

第4章

关于颈椎病的误区及解析

作者提示

　　众所周知，在医学界内部，关于颈椎病诊治存在着十分尖锐的学术争议，这些学术争议对广大患者和公众产生了很大的影响。作者根据自身的临床经验，就临床上常见的、令大家感到十分"纠结"的问题提出自己的看法。

　　正如作者在本书的概论中提到的，颈椎病是社会知名度很高的疾病。由于牵涉医学专科非常之多，不同的专科对疾病的研究和观察角度不尽一致，因此，在学术界产生了许多争议，这不仅为基层医务工作者带来了许多困惑，更让不懂医的患者和读者们产生了许多误区。作者根据 30 余年从事脊柱软伤临床工作的专科治疗经验，结合大量的临床观察和试验，将一些比较常见的临床争议提出来，并附上个人的解读，希望可以为广大读者和同道们抛砖引玉、答疑解惑。

① 关于临床表现的误区

误区 1　颈椎 X 线显示颈椎曲度反向或变直就意味着患了颈椎病

颈椎曲度反向是颈椎 X 线检查中最常见的一种"异常"征象，许多人在正常体检时都会见到这个结论。在许多医学教科书上关于颈椎病 X 线诊断的一个主要征象也都谈到这种颈椎的曲度改变问题，一些缺少临床经验的医生会根据 X 线诊断报告中的"颈椎曲度变直或反向"（图 4-1），直接做出"颈椎病"的诊断。人们接到这个诊断后，常常会大惊失色，甚至惊恐万分，希望尽早得到医生的治疗，并四处求医！尤其是一些年轻人，开始哀叹自己过早地步入"颈椎病"患者的行列。其实，有经验的医生，尤其是专科医生大都不会过分关注颈椎的曲度问题。根据作者的经验，颈曲反向的确不值得如此惊慌。

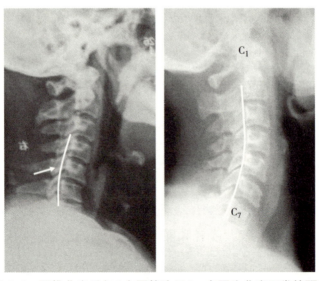

图 4-1　颈椎曲度反向（左图箭头示），右图为曲度正常的颈椎

　　首先，颈椎曲度并非是人类与生俱来的，是人类站立行走以后脊柱根据力学弹性规律逐渐形成的。那么，由于人类生存状态的改变，其颈椎曲度自然也会出现改变。站立活动时，人类大多是需要昂首挺胸，颈椎形成了向前的曲度。现代社会人类活动逐渐改为坐位状态，伏案工作学习的时间多了，因此，颈椎的曲度也就服从了自然法则而消除了原本向前的曲度，变成了"颈曲反向"的状态。作者的同事曾经统计过一部分经常需要伏案工作的白领，发现他们的颈曲变直或反向的比例相当高。然而，这些人并不一定出现临床症状。或者说，所谓颈曲变直或反向只是一种传统教科书意义上的"病理征象"，并非一定具有实际临床意义。因为，这种曲度异常是逐渐发生的，人体的代偿机制早已建立了适应性的代偿。有经验的临床医生更重视的是临床症状表现和关节功能学检查及软组织状态检查，而不是单纯凭借 X 线检查报告来做出诊断。临床症状学分析和局部体征的专科检查所能发现的异常问题一般影像学检查经常是无法揭示的。

误区 2　颈椎曲度和结构正常就不是颈椎病

　　根据上面对问题的解释，我们可以认为，如果出现了颈椎结构和曲度的异常不一定就是颈椎病，只有那些同时还伴发临床症状的人，才考虑为颈椎病的可能。

　　同时，临床上还有相当一部分患者并不出现颈椎的曲度或结构异常，却也常常会表现出比较严重的颈椎病症状，有经验的医生可以通过神经学、关节运动学及软组织触诊等检查发现相应的异常情况。即便没有发现颈椎曲度和结构学异常，我们仍然会把这些患者诊断为颈椎病。因为，颈椎病的诊断绝不单纯依赖颈椎影像学检查，临床检查更为重要，所以，作为医生要充分积累临床经验，注重第一手临床问诊和查体的发现，不要单纯依靠影像学检查做出诊断。而作为患者，则不必特别在意影像学仪器的检查结果，更需要认真考虑临床医生的综合检查意见。

误区3 颈椎椎间孔狭窄是神经根型颈椎病的病理基础

椎间孔是颈神经根走出椎管的通道，其周围关系十分复杂。其间除了有颈神经根以外，还有软组织、小的神经分支、椎动脉等；毗邻有勾突关节、交感神经节等组织。由于椎间孔周围都是容易出现退变增生的骨性组织，因此可能产生狭窄，这在 X 片上可以显示。以往的医学专业书上把这种情况看作是压迫和刺激颈神经根的主要原因（图2-17）。但是，近年来有许多临床观察发现，椎间孔狭窄或其间骨刺形成并不一定是神经根刺激的主要因素。大量的临床调查表明，60 岁以上的老年人颈椎椎间孔都有不同程度的狭窄，但却很少出现神经根刺激症状。其实，神经根在椎间孔中所占据的切面比例只有不到 1/6，因此，一般不会因为椎间孔狭窄而出现异常刺激。只有当局部出现了炎症刺激（如椎间盘突出、关节紊乱、软组织损伤等），才可能出现神经根的刺激。许多患者看似由于椎间盘突出和颈椎间孔狭窄造成明确的神经根刺激症状，经过保守治疗以后，神经根刺激缓解，临床症状消失，但复查颈椎 MR 发现，椎间孔狭窄和颈椎间盘突出情况毫无改变。这也从一个侧面说明，椎间孔狭窄等占位性病理改变有时并不一定具有临床意义，或者说，完全可以被人体代偿适应。

误区4 颈椎椎管狭窄必须做手术治疗

经常有患者焦急地询问："我在某家医院诊断为颈椎椎管狭窄，大夫说必须做手术解决问题，否则可能瘫痪，求您救救我！"有时，为了解决患者的疑虑，真是煞费苦心。

那么，到底应该怎样认识"颈椎椎管狭窄"呢？其实，颈椎椎管狭窄的诊断从更多意义上看，是一种根据测量得出的一个影像学诊断，是一种结构学角度的观察。颈椎 X 线测量椎管矢状径（即前后径）小于 13 毫米，CT 检查椎管矢状径小于 10 毫米，就可以确立椎管狭窄的诊断。但这只是外科医生根据患者的临床普查得出的一种结构学角度的病理学认识，并不等于所有符合这个标准的患者都需要手术治疗。最近有报道指出，即便出现结构学意义上的椎管狭窄，"患者"也可能终生不发生临床症状。

从病理学角度，我们把颈椎管狭窄分成两种：一是代偿性狭窄，二是失代偿狭窄。前者是指椎管骨性结构的口径虽然达到了病理学测量指标，但临床上并不出现症状；而后者则是指患者不仅出现病理学意义上的椎管狭窄指征，还同时出现典型的椎管狭窄症状。这里需要再次解释一下"代偿"的含义：顾名思义，代偿就是替代补偿的意思，也就是说，针对某种无法复原的损伤可以通过其他的补偿方式达到替代其功能的效果。

代偿性狭窄的原因很多，包括发育性、退变性、损伤性等诸方面。无论是发育性，还是退变性都属于一个渐进的过程，椎管内的重要组织都可以适应代偿，甚至低于病理限定直径很多的椎管，都可能不产生任何临床症状，可参见图 2-23、图 2-24 示例。此类情况在临床上比比皆是，不胜枚举。

当然，任何一种适应都是有极限的，如果超越了代偿极限，或者在代偿过程中突发意外，影响了代偿的稳定，最终也会影响到代偿的实现。这种失代偿状态可以是暂时的，也可以是永久的。前者可以通过恰当的治疗得到恢复，而后者则可能很难建立代偿，或许不得不采取外科干预来恢复原先的生理平衡。

那么，哪些因素是导致人体代偿不全或难以重建的主要原因呢？主要指的是那些可以发生逆转的软组织刺激因素。许多病理改变都可能导致这种刺激，诸如椎间盘髓核溢出、神经根炎性水肿、颈椎椎旁软组织充血水肿等。这些急慢性刺激可以导致的相应节段椎管内外的软组织（诸如神经根、血管等）刺激，会继发椎管内的脊髓缺血，产生或加剧椎管的相对狭窄，临床上自然出现椎管狭窄的临床症状。无论什么方法，只要可以改善颈椎后关节的失衡状态，消除局部的炎性刺激，恢复代偿平衡是很有可能的。

综上，颈椎椎管狭窄并不一定产生临床症状，出现颈椎椎管狭窄症状的患者也不一定全部都要接受手术治疗。但具体保守治疗的原则则需因人而异。

误区5　颈椎间盘突出、脊髓硬膜囊受压终将导致瘫痪

经常有患者拿着颈椎核磁片，愁容满面地来就诊，讲述自己看病的经历：经过多家大医院的医生确诊，他（她）患有两三个（甚至更多）节段的颈椎椎间盘突出，脊髓硬膜囊受压，被告知很可能即将瘫痪，必须立即接受手术治疗。患者感到非常恐惧。其实，有临床经验的医生并不是（也不应该）单纯根据患者的影像学检查来进行诊断和治疗的，医生会在仔细检查患者的体征以后做出更为恰当的诊断并提出合理的治疗原则。作为患者不妨多了解一些医学基本常识。

颈椎间盘突出、后纵韧带骨化、退变性骨质增生等是颈椎椎管结构性狭窄的主要原因之一。但大多是长期慢性退变的结果，不一定出现临床症状，即并不一定出现脊髓受压的相应表现。即便是出现了所谓"硬膜囊受压"的影像学征象，也不一定出现实质性的受压症状或体征。也就是说，医生和患者都非常担心的脊髓受压导致高位截瘫等严重后果并不一定会出现。许多患者都是在无意情况下体检发现脊髓硬膜囊被压迫征象的，或者是在出现了某些颈部不适、上肢麻木疼痛等症状（并非脊髓受压症状）以后，进一步做影像学检查才发现了脊髓受压征象的。

原则上讲，只要患者没有出现脊髓受压的临床表现，即所谓高位截瘫的早期征象，无论颈椎核磁检查发现有多少节段的椎间盘突出，

一般都可以实施保守治疗。对于那些出现神经根刺激症状（如上肢麻木疼痛等），或者颈椎后关节软组织刺激症状（如颈痛、头痛、头晕等）的患者，也可以通过相应的保守治疗使症状得以缓解。

但是，如果出现了脊髓受压征象，诸如步态不稳、四肢无力、经常有踏空感，甚至大小便异常，就要十分审慎地对待了。特别是有些早期症状，更要十分注意，比如，写字手不够灵活，系扣子动作比较笨拙等。专科医生查体时，会发现典型的椎体束体征，诸如腱反射亢进、病理反射引出等。这时，大部分患者都需要考虑外科手术治疗，不过，有些患者仍可以通过保守治疗得到缓解，只是在给这些患者实施保守治疗时需要十分谨慎和小心，一定要在有经验的医生指导下进行，同时患者还必须做好随时接受外科治疗的准备。

 关于常用保守治疗方法的误区

有关颈椎病的保守治疗方法有很多，笔者在临床工作中发现，患者对这些治疗方法也存在许多误区，在此为读者做一解读。

误区 1   **颈椎病患者需要长期卧硬板床**

卧床休息是最古老、最常用的保守治疗方法，通过制动和减轻关节负荷，达到减少刺激、促进恢复的目的。尤其是腰痛病人，一般都需要卧床休息，卧床一定要卧硬板床。不过，颈椎病的患者一般不需要卧床休息。单纯颈椎病患者长期卧床后反而会加重病情。我们知道，颈椎周围软组织相对薄弱，长期卧床可以导致局部血液循环变差，出现韧带等软组织的劳损，使得炎性物质渗出淤滞，最终导致刺激性疼痛，诱发或加重颈椎病。因此，颈椎病患者一般都不应该长期卧床，避免因为长期卧床造成颈部肌肉缺血和关节僵硬，不利于颈椎疾病的恢复，这也是很多腰椎疾病患者长期卧床后继发形成了颈椎问题的原因。也就是说，只要不加重颈椎局部症状或出现明确的不适感，颈椎病患者一般都最好少卧床。当然，也有一些特殊类型的颈椎病，只要起身就会引发剧烈的局部疼痛或头晕，这些患者就只能卧床休息了。

误区2　止痛药要长期服用

颈椎病的止痛药物最主要的是非甾体类消炎镇痛药。这类药物的主要不良反应包括胃肠刺激和肝肾功能损害，对血压也有一些影响，一般不宜长期服用，有胃病、肝肾疾病或高血压患者应该慎用。短期服用通常不良反应不会很大。但是，停药时应该渐进性停药。

误区3　中药没有不良反应，可以长期服用治疗颈椎病

大多数治疗颈椎病的中成药里面都包含药性"辛温"和"活血化瘀"的药物，这些药物不适于急性期刺激症状比较严重时使用。因为急性期患者局部充血和水肿刺激比较重，使用这类药物往往会增加炎性渗出。另外，这类中草药或中成药大部分都含有祛风镇痛类的成分，诸如马钱子、全蝎、蜈蚣等，它们都含有毒性成分，不宜长期或过量服用。

误区4　经常服药酒或饮酒能治疗颈椎病，可以长期饮用

传统上，中国人将药酒作为治疗颈肩腰腿痛的良药之一，中医学经典中也有用酒作药引的治疗方剂。这类治疗方法主要针对风湿寒症类的慢性颈腰痛患者。临床实践中发现，少许饮酒对风湿性慢性颈腰痛的患者的确有缓解症状的作用，但对于颈椎病的急性期或亚急性期并不太适用。因为，酒精同样具有很强的"活血"（促进血液循环）效应，容易加剧损伤性炎症的刺激。另外，长期饮酒或酗酒更不利于脊柱的康复和保健，具体参见第五章相关部分（第 104 页）。

误区 5　药物治疗可以去除颈椎骨刺

有些厂家或广告夸大或误导药物作用，提出口服药物具有祛除骨刺的效应，这是不科学的。我们知道，骨刺是正常骨组织的异常增生，一般与增生部位骨质出现了应力要求有关。也就是说，在脊柱椎体缘上出现的骨质增生，是由于这些位置上附着的韧带组织长时间牵拉应力导致的。这就是医学上所讲的"用进废退"的骨科原则。这些增生的骨赘成分与正常骨组织并无明显区别。目前临床上还没有发明一种药物能够识别出增生的骨刺和正常的骨质，当然更谈不上有一种只是针对性地去除骨刺而不损害正常骨质的药物。

误区 6　针刀可以去除骨刺和突出的椎间盘

针刀治疗是近 40 年来出现的一种微创疗法，结合了中医针灸理论和现代软组织剥离术的一些基本理论，是中西医结合的典范之一。尽管其理论仍然存在许多争议，但在国内医疗市场的确占据了一席之地。作者认为，针刀治疗主要通过微创针具在受累区域进行定点的松解剥离，达到缓解或解除劳损或创伤造成的局部组织粘连、改善局部血液循环的效果，进而达到镇痛和缓解疼痛的目的。有时，针刀甚至可以切断部分感觉神经纤维、截阻痛觉反射传导，达到镇痛效应。但是，针刀并不能直接对骨刺进行切割。针刀治疗机制并不是通过切除骨刺达到治疗目的。许多医生针对骨刺进行的针刀治疗，其实并不是在切除骨刺，而是在松解由于急慢性软组织炎症引发的纤维粘连和炎性条索，通过离断效应，达到松解局部软组织痉挛、改善局部血液循环的目的。在临床上，大多情况下，骨刺本身并不直接引发任何临床症状。

至于使用针刀切除椎间盘更是不可能了。针刀治疗时，医生是在相对盲目的状态下、凭借解剖学知识和临床经验使用微小针刀器具，对病变局部实施显微切割分离的微创"手术"。由于是闭合状态下的"盲切"，如果病变位于重要脏器附近就可能造成误伤，因此，只能在相对安全的区域实施这种治疗。椎间盘突出组织位于脊柱的椎管内，即便在直视下，也需要非常精细的显微外科技术才能完成直接的切割。所以，以"盲切"为原则的针刀治疗是不可能切除椎间盘的。当然，目前现代医学的显微外科手术技术可以通过间盘显微镜做椎间盘的直接切割手术，效果也很肯定，但这属于显微外科的范畴。

误区7　封闭只能暂时止痛，不能祛病根

封闭治疗是针对软组织损伤刺激造成的疼痛设计的治疗方法，但是，其治疗机制并不是单纯止痛。一般意义上的封闭治疗，是将局麻药物和激素类免疫抑制剂注射在患处局部。一方面，通过麻痹局部神经末梢、减缓疼痛刺激以及局部组织痛性痉挛，进而有利于血液循环的加速，带走炎性因子；另一方面，泼尼松类免疫抑制药物可以直接减轻局部炎性反应，促进炎症的消除。因此，封闭所起到的并非是单纯的止痛效应，还包括消炎和缓解局部组织痉挛的作用，借此可以达到缩短病程的效果。如果病痛只是源于损伤性炎性刺激，封闭则可以达到祛除病根的作用。但有时病痛源于结构紊乱，那就另当别论。

误区8　凡是软组织损伤都可以实施理疗

物理治疗大多具有促进局部血液循环的功效，即"活血"功效。但是，在颈椎病的急性期，局部以炎性水肿刺激为主，如果此时使用具有温热效应的理疗可能会加重炎性刺激，起到反作用。

误区 9　理疗可以经常使用，有病治病，无病防病

有许多患者认为，理疗可以消除疲劳，有病治病，无病防病；也有的人在家中配备一台家用理疗设备，闲暇之时经常做做颈部理疗。其实，这个观点是不正确的。因为，我们的机体天生就具有自我修复能力和自我放松机制，而一般的理疗除了治疗作用外，对肌肉组织还有一定的放松作用。如果我们一味地利用这些外界因素使肌肉放松，那么自身的协调能力将逐渐丧失，最终会对外来的放松能量产生相当强烈的依赖性。读者可能都看过电影《大红灯笼高高挂》，影片里刚过门的小媳妇（巩俐扮演）非常得宠，过门后每晚上都要享受下人的"敲足底"服侍。刚开始还不太适应，后来就成瘾了。失宠后，被取消了这个"待遇"，小媳妇每晚很难忍受那种"上瘾"的折磨。这个故事实际上也告诉我们，机体本来是具备自我调整和康复能力的，一旦我们用某种外界因素取代机体的自然因素，自然能力就会逐渐丧失，机体就会对某种外界因素产生依赖，这当然是不可取的。

误区 10　颈椎手法治疗毫无风险

手法治疗试图从关节异常的关键环节来调整力学异常，似乎解决的是最根本的脊柱关节力学失稳问题。但是，手法调整同样也是双刃剑，既可以调整异常，也可以造成损伤。如何以最小的损伤换取最大的疗效是对手法治疗医师临床经验的考验，也是患者选择治疗时必须面对的风险。因此，有经验的医生都会在实施手法治疗前请患者做好承担风险的必要准备。

误区 11　颈椎手法治疗必须出现关节弹响才有效

颈椎病患者接受手法治疗要十分慎重，尤其是那些出现脊髓和神经根刺激症状的患者。有些关节损伤比较严重的患者也要慎重接受手

法治疗。实施手法时要尽量避免接受粗暴的手法治疗。有许多患者非常期盼接受手法实施时会出现关节的弹响声，甚至有些手法治疗医师也误以为只有出现关节弹响声音，才是真正的手法"复位"成功。作者认为，这并不正确。有经验的手法治疗医师都十分清楚，关节是否"归位"并非以是否出现弹响声音作为指标，而是以关节运动功能是否改善或恢复为主要目的。有经验的医师可以在手法实施过程中感觉到关节的到位，并非要通过关节弹响声音来证明手法是否切实到位。这一观点，虽然在学术界尚存争议，但目前国际上非常流行的脊柱手法治疗方法中，已经出现专门的关节松解手法，其主要目的就是调整关节张力和松解关节绞锁限制，最终达到恢复关节运动功能，而并不追求"复位"时的关节弹响声。国内著名的冯氏新医正骨疗法也是其中非常典型的代表之一。

误区 12　手法治疗后疼痛会立即减轻

　　一般意义上讲，所有脊柱关节的手法治疗都可能产生症状加重等治疗反应。手法治疗包括软组织手法和关节手法两类，其中关节手法主要是针对受累关节进行调整，以纠正关节绞锁状态或调整关节位置。无论何种目的，这些手法本身也属于一种损伤性刺激，会对关节周围组织造成一定程度的损伤。就如同针刺治疗一样，针刺本身也是一种损伤性刺激。这种因治疗引发的刺激被称为非伤害性刺激，通过这种非伤害性刺激可以达到缓解伤害性刺激损伤的目的。但即便属于非伤害性刺激，医生也会通过对适应证的把握将其降低到最小限度。不过，仍有相当数量的患者可能出现一过性原发症状加重或其他不适的情况，但大都会在 2～7 天消失，属于一种正常反应。大多数患者在反应消失后症状将随之改善。也有部分患者症状改善不明显，甚至会持续加重，患者对此不必惊慌，应该如约复诊，最好找原先给自己治疗的医生，他可以根据进一步观察患者既往病史，通过调整手法方式解决问题。当然，也可以寻求更有经验的医生，以获得帮助。

　　不过，在某些情况下，如果施术医生经验不足，可能会发生脊柱手法调整过度，甚至调整错误而造成局部软组织的伤害性刺激。遇到这种情况，患者不必惊慌，有经验的医生可以通过调整手法实施原则而使得问题得到解决。当然，如果患者寻找的是一个没有资质的"大夫"，情况就另当别论。

误区 13　手法调整脊柱关节会把关节调得太活了，影响稳定

　　经常会有一些患者，甚至某些医务工作者对脊柱手法治疗有些担心，认为手法治疗可能会把关节调得太松弛，从而影响关节的稳定性，因此轻易不愿意做手法治疗。他们宁可强忍疼痛，等待其自然缓解。其实，这也是一个误区。

　　我们知道，各种关节周围组织的创伤刺激都可能造成局部肌肉组织的充血和痉挛，相应关节也会随之出现自然的保护性绞锁反应，刺激严重时患者可能呈现颈项强直。原本这都是关节生物性保护反应，但过度的痉挛性保护会导致受累区域关节及其周围组织发生缺血反应和剧烈的疼痛刺激。此时，受累关节功能完全或部分丧失，甚至波及整个脊柱和四肢。由于疼痛，患者甚至不能活动和行走。通过适当手法松解绞锁的关节，解除或部分解除关节的刺激性绞锁，可以促进局部血液循环，减轻疼痛刺激，尽早恢复脊柱关节的力学平衡。

　　一般手法调整需要 2 ~ 4 次（间隔 4 ~ 7 天）才能完成急性关节损伤的治疗过程。对于慢性劳损，手法次数可能会更多些。手法调整的次数不仅与关节绞锁（俗称错位）的严重程度也有关，还取决于是否伴有神经根水肿等情况。如果次数太多的确可能造成不必要的关节及周围组织损伤。但是，次数太少，调整往往不能到位，也会影响关节功能的恢复。到底多少次调整才合适，正规医院里训练有素的医生

完全可以适度地把握。

　　需要指出的是，脊柱手法治疗即便有效，也不能过度依赖，太多的治疗并不是因为关节会被调整得过于松弛，而是破坏了脊柱的自我修复能力。偶尔出现一点脊柱关节不适，完全可以通过脊柱自身的修复机制克服。总之，脊柱手法需要恰到好处的实施，"因噎废食"不对，过度依赖也不对。

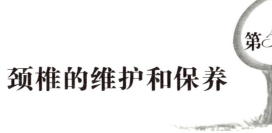

颈椎的维护和保养

第5章

作者提示

从某种意义上看，颈椎病几乎无人不知，也无人不有，但却难以设防。究其源头，人类脊柱进化不全乃始作俑者。与其束手待病，不如主动出击。只要我们在生活习惯上略做调整，即可事半功倍。

脊柱的维护与保养是防止疾病发生或复发的关键，防本应重于治，但我国的现实情况却并非如此。人们可能比较重视高血压、糖尿病、冠心病等疾病的防治，却忽视了对脊柱劳损与退变性疾病的预防和恢复期康复的关注。在现实中，即使是专业医生也不一定十分了解这方面的专业知识，更何况普通患者和广大百姓。作者根据自己多年从事脊柱软组织损伤专业研究和工作的经验，在这里为读者做些比较系统的介绍。

有关颈椎健康的保养和维护应该分成两个部分：一是颈椎病患者康复期的保养和训练原则；二是颈椎病的预防和健康人的颈椎保健。

颈椎病不同阶段的基本特征

　　颈椎病的保守治疗主要分成两个大的阶段：一是治疗阶段；二是康复阶段。原则上讲，在疾病的任何阶段都可以进行康复训练或锻炼，即便在急性期阶段，也不应该完全放弃尚且可以完成的某些运动训练。有些训练可以边治疗边实施，有助于增强疗效。因此，理论上讲，治疗阶段与康复阶段之间的界限并不分明，经常互相兼容。比如，熟悉中国传统骨伤治疗的医生都知道，小夹板治疗骨折的主要优点就是可以让患者在骨折点局部相对制动固定的基础上，让其他未损伤关节保持运动状态，这较整个骨折肢体完全石膏固定的办法更具有优势。小夹板固定可以通过关节的早期运动显著地改善骨折损伤局部的血液循环，促进骨折的愈合。所以说，从辨证的角度上看，康复训练应该尽早开始，从治疗阶段到康复阶段，都应该有特定的康复原则和康复训练方法。

　　从这一节开始，作者根据个人经验将治疗阶段和康复阶段两个阶段的康复训练原则和注意事项做一简单介绍。治疗阶段一般称为症状期，分为急性阶段和慢性阶段；康复阶段又可分为前期和后期两个阶段。不同阶段基本康复运动训练的要求也不尽相同。首先向读者介绍一些常用术语。

症状期

　　症状期是指损伤引发机体刺激性反应的阶段。这一阶段的主要特点是损伤影响了颈椎的基本功能，干扰了患者的基本生活状态。

　　症状期的基本特征是，工作能力和生活自理能力丧失或部分丧失，需要给予医疗干预。症状期大致分成两个阶段。

1. 急性症状期

这个阶段是指损伤的高峰状态。由于损伤刚刚发生或转成严重状态，使得损伤局部出现比较严重的水肿、炎性渗出，受累节段及相邻多个关节，甚至整个脊柱都可能被炎性刺激所波及，出现严重的刺激反应。患者感到整个受累颈椎区域肌肉痉挛明显，受累局部乃至周围区域大范围活动受限，疼痛难忍，甚至很难找到躲避疼痛的体位。

患者的基本感觉特征：疼痛或不适严重，很难找到不激发症状的姿势或体位，严重影响日常生活，甚至无法自理。

2. 慢性症状期

患者急性期症状开始好转（有一部分患者并没有急性阶段）后，进入慢性状态。此时，损伤局部还存在着慢性刺激。炎性刺激主要集中在颈椎受累节段局部，不向其他节段或区域波及。所以，关节运动受限也仅仅限于局部的某个方向，比如不能充分地前屈或向左侧旋转等。

患者的基本感觉特征：疼痛大都可以忍受，可以找到躲避疼痛的多种体位。日常生活可以部分或基本自理，但一般的白领工作（办公室工作）还是无法胜任。

康复期

康复期是指损伤刺激基本消失，机体进入修复阶段。其基本特征是日常生活可以自理或基本自理，工作能力部分恢复，一般不需要实施医疗干预。康复期可以分成康复初期和康复后期两个阶段。

1. 康复初期

康复初期是指干预性（或其他）治疗完成以后，局部的痛性肌痉挛已完全缓解，但仍存在深在部位的关节活动受限，甚或关节囊残存遗留有慢性损伤的瘢痕。由于损伤遗留下的韧带短缩和肌肉僵硬对患者脊柱的基本功能还会产生一些影响，使其难以达到各种动作的立即启动和某种姿态的持久维持，甚至还会断续出现某些症状，但各种症状大都可以忍受或自行消失。

康复初期的基本感觉特征：生活基本或完全自理，一般办公室工作尚不能完全胜任，但在家休闲状态下并无明显症状。

2. 康复后期

康复后期是一个更为长久的机体恢复阶段。这一阶段表现为：从损伤遗留问题的基本消除到机体功能的完全复原，从日常生活基本自理到原始工作负荷的完全恢复，具体情况因人而异。

康复后期的基本感觉特征：生活完全自理，但尚不能胜任稍长时间的静态或动态活动，如稍长时间伏案工作、看电视、打麻将、单臂携重物等，都可能会重新引起症状，但休息后往往会立即或慢慢自行消失。

3. 颈椎亚健康状态的"正常"人群

患者康复后回到工作岗位，虽然其疾病症状完全消失，但仍然不能完全摆脱疼痛或不适的偶然困扰，还不是颈椎健康的正常人。其实，在现实生活中，所谓颈椎完全健康的正常人群几乎不存在。我们通常意义上讲的"正常"人群与康复期后的患者一样，大都属于颈椎亚健康人群，也可以泛指那些没有因为颈椎问题去医院看过病的、却时常或偶然受到颈椎问题困扰的人群。从"防重于治"这个意义上讲，颈椎保健问题对这些所谓的"正常人群"尤其重要。在本章后面"颈椎健康的保健常识"（第100页）中会有较为详尽的阐述。

颈椎亚健康的基本特征：可以适应一般的工作状态，但过度劳累，尤其是长期紧张的固定某一姿势工作时，总会引起颈部不适，甚至出现部分轻微疼痛症状，稍许休息后症状即可消失。有时会无法应对曾经可以完成的竞技运动和载荷负重。

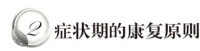 症状期的康复原则

颈椎疾病急性症状期的注意事项及康复原则

适应证（患者感觉）　由于外伤、着凉、不协调动作或睡觉落枕等原因，感到颈部刺激性疼痛剧烈，活动受限，甚至出现步态不稳、上肢疼痛难忍、夜不能寐等；或者出现头晕呕吐，不能睁眼，旋转颈部或起身动作引发症状加重等。

康复原则解析（医生阐述）　由于各种损伤导致颈椎关节周围软组织产生比较强烈的损伤性刺激。此时，局部组织（肌肉、肌腱、韧带、关节囊、滑膜、神经组织、硬膜囊、脊髓等）的水肿和炎症刺激促使受累颈椎节段局部乃至整个颈椎都处于保护性绞锁状态。也包括那些脊髓型和神经根型颈椎病急性发作时的神经根水肿的刺激症状。（请参见第 2 章的相关章节）。

基本注意事项及康复原则

（1）颈椎围领制动：急性刺激状态下，会有明显的运动受限和疼痛，应该在白天佩戴颈椎围领（图 3–1），睡眠时可以解下，但如果解除后疼痛加剧则可以继续佩戴。疼痛刺激逐步缓解后（一般约 1 ～ 2 周），或者行走时疼痛没有加剧，就不必一直佩戴颈围。此时，一般只需在坐车时（尤其是长途车时）佩戴即可。

（2）若患者是学龄少儿，急性疼痛期缓解后可以上学，但上学时需要佩戴颈围，放学后在家长能够监护的情况下，不必佩戴。一般在急性疼痛缓解后可解除颈围。

（3）不必一定卧床休息，除非患者直立状态有疼痛加重或眩晕出现。适度行走一般有助于急性期症状的缓解，但每次行走时间限定在

20 ~ 30 分钟以内，每天行走训练 2 ~ 4 次。只要不引发疼痛刺激可在室内做不负重活动，但要避免久坐（超过 30 分钟）。

（4）避免立即热敷外用药物，防止热敷导致局部水肿进一步加剧。

（5）禁忌盲目按摩和揉捏颈部，尤其不要由非专业人员搬扭颈椎试图复位，避免引发局部水肿或更严重的损伤。

颈椎疾病慢性症状期的注意事项及康复原则

适应证（患者感觉） 颈椎病急性症状缓解后部分患者就进入了慢性期，也有一些患者的颈椎病在一开始就是慢性发作的。这种患者的症状经常是偶发的，疼痛或不适症状大都可以忍受。每次发作或加剧往往与疲劳、着凉、不协调动作或睡觉落枕等有关。症状可以是颈肩部或上肢的疼痛，或头晕头痛等。

康复原则解析（医生阐述） 颈椎关节周围软组织正处于慢性损伤状态，局部组织（肌肉、肌腱、韧带、关节囊、滑膜、神经组织、硬膜囊、脊髓等）处于损伤刺激的愈合阶段，由于关节功能尚未受到严重影响或者已经开始恢复，而周围软组织弹性和张力仍然满足不了关节的协调运动，因此，经常会出现一些不协调损伤或劳损。这些劳损大多不重，通过适度休息或镇痛药物即可缓解。（请参见第二章相关章节）

基本注意事项及康复训练

（1）白天不要长时间卧床（午休除外）；不要长时间（一般不超过半小时）固定坐位、立位休息或工作，如看电视、操作电脑、驾车等。有头晕症状的患者禁忌开车。

（2）可以经常在空旷安静环境下散步，但尽量不要逛商场。

（3）注意避免着凉、受潮，生活要规律。

（4）可以从治疗后第二天开始做摇肩运动训练（图 5-1）。

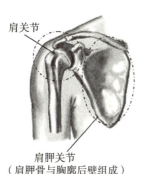

肩关节

肩胛关节
（肩胛骨与胸廓后壁组成）

（1）肩胛关节与肩关节的位置

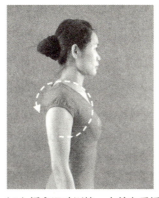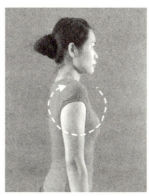

（2）摇肩运动训练：由前向后摇转（左），由后向前摇转（右）

图 5-1　肩关节示意图与摇肩运动训练

（5）可以从事一般性的白领工作和家务劳动，但不要有过重、过久的应力负荷，如低头切菜、洗衣、洗头等以及长时间背挎包、田间劳作等。

（6）尽量避免不均衡上肢运动，如理发师、牙医、油漆匠等维持单侧俯身扭颈姿态的工作。

（7）可以坚持全身性健身运动，如跳健身操或广场舞（1次／日，20～40分钟／次）或行走训练（快速行走2～3次／日，20～30分钟／次）等。但各种训练都要坚持，不能三天打鱼、两天晒网。

 康复期的康复原则

颈椎疾病康复初期的注意事项及运动训练

适应证（患者感觉） 这个时期，患者症状已经开始缓解，虽然仍可感到颈背部疼痛，但一般只是做某个动作时才会出现，或在某个持续体位下出现（如旋转或／和低头等，或者卧床时的某个姿势）。

有些患者由于病史较长，会出现反复发作的情况，症状起起伏伏。症状的诱发或加剧往往与长时间保持某个体位（如伏案、看电脑等）有关。既往有肩背及上肢剧痛（神经根型颈椎病的刺激症状）的患者，此时只是遗留上肢的偶发疼痛或不适，一般不会影响生活起居和一般工作，更不会影响睡眠，但可能会在寒冷或疲劳状态下诱发症状。既往步态不稳或笨拙的患者（脊髓型颈椎病）此时也可以正常行走了，但肢体仍然无法十分协调地运动，或者不能完成精细动作，如系鞋带、扣扣子等。（请参见第2、第3章的相关章节）

康复原则解析（医生阐述） 这个阶段的主要问题是关节功能的恢复。经过治疗或休息，颈椎受损结构状态已经改善，或者完全恢复，或者代偿恢复，而此时颈椎周围的软组织还无法恢复到十分协调的状态。虽然关节周围肌肉韧带等软组织损伤性炎症已经消失，但功能恢复尚未完成，软组织的张力和弹性还远远不能胜任脊柱的关节功能要求。所以，这个阶段的主要任务就是恢复关节周围软组织的弹性和张力。

基本注意事项及康复训练

（1）白天不要长时间卧床（午休除外）；坐、立、行各种状态每次一般不要超过30分钟。尤其注意不要长时间固定坐位、立位休闲或工作，如伏案写作、看电视、操作电脑、驾车等。有头晕症状的患者仍然禁忌开车。

（2）可以经常在空旷安静环境下做行走训练，每次30分钟，每日2次，尽量不要逛商场。

（3）注意避免着凉、受潮，生活要规律。

（4）可以从治疗后第二天开始做摇肩运动、肩胛俯卧撑、颈椎关节囊的牵拉和颈背部肌群训练等（参见本章"颈椎基本康复训练图解"，第90页）。

（5）患者可以增加全身活动，如太极拳、广场舞、八段锦、游泳等各项健身锻炼的一种。需要注意的是，所有训练过程中或训练后都不能诱发疼痛，游泳训练时水温不能太凉（正常的室内泳池温度即可，切忌在温泉中游泳）。开始训练时以半小时到 1 小时为宜，隔日 1 次即可，逐渐可以增加到每日 1 次。

（6）一般性的白领工作和家务都可以完成。不禁止全身活动，但要避免力学载荷（负重的运动）。保持适度的行走等训练很有必要。

颈椎疾病康复后期的注意事项及运动训练

适应证（患者感觉） 患者颈部症状已经消失，生活可以完全自理，一般白领工作可以胜任，一般蓝领工作也可以完成。但是，患者仍然可能由于伏案工作时间较长或某一种过度的劳作体态（如油漆工、牙医、理发师、农民等职业工作姿态）而出现颈部不适或疼痛的感觉。这种症状往往可以通过改变姿态或适度休息而得到缓解。

康复原则解析（医生阐述） 患者颈椎结构及功能都已经比较稳定或代偿稳定。虽然仍可能存在脊柱结构上的形态学异常（如侧弯、畸形、椎间盘突出、椎管狭窄等），但从整体角度上看，颈椎已经恢复到最有利于脊柱稳定的代偿平衡点。更通俗一点讲：颈椎关节周围组织急慢性炎症都已经消失，符合患者最佳状态的关节代偿结构也已经比较稳定。周围软组织弹性恢复也基本完成。但是，关节的运动协调能力和耐受疲劳的能力并不完美，比如：突然扭头，抬手够物，长时间伏案工作、看电脑和电视等。康复训练的主要任务是恢复关节周围软组织的弹性和协调能力，也就是恢复肌肉与关节的协调反应能力（灵活性）和弹性储备（耐久性）。

基本注意事项

（1）一般可以正常上班和工作，但最好避免加班或出差。生活和工作尽量保持规律，避免突发事件和意外，比如旅游、装修、搬家、应季农活等。

（2）每天仍然要十分规律地坚持摇肩运动、肩胛俯卧撑、颈椎关节囊的牵拉和颈背部肌群训练，详情参见本章"颈椎基本康复训练图解"（第 90 页）。

（3）增加阶梯性全身康复训练（参见本章"颈椎保健性训练的建议"，第 86 页）。

 颈椎保健性训练的建议

颈椎病患者康复以后，随即加入到了数量极其庞大的脊柱亚健康的队伍中。在这个群体中，想要进一步进入健康人群的行列比较困难，但若再次成为颈椎病患者却相对容易。要避免再度遭遇疾病的痛苦，一定要长期坚持"生命在于运动"的信条。以下是作者的几点建议。

康复三原则

在康复阶段，一定要牢记三个基本原则：生活规律、运动规律、避免意外。

（1）生活规律：工作和生活要保持比较规律的状态，避免大起大落。增加生活工作负载要本着渐进的原则，不要突然改变负载状态。

（2）运动规律：根据不同的康复训练原则，要十分规律地定时定量地运动。需要注意的是，如果由于天气或意外，身体出现了不适或疼痛，一定要立即停止或减少运动量。

（3）避免意外：一是要避免突然意外劳损或扭伤，二是避免着凉或疲劳负荷。

阶梯训练原则及方法

脊柱疾病症状期消除以后，经过一定阶段的康复训练，患者一般就进入比较稳定的临床治愈状态。但是，这个阶段并非所有问题都已解决，脊柱的应变能力尚不足以抵御生活中的各种意外情况。此时的脊柱充其量只能算是一种亚健康状态，退一步很容易又变成"患者"，而进一步提高脊柱健康水平却非常之难。作者根据长期的临床经验，总结出一套比较实用的阶梯训练方法，经长期临床实践证实，这套方法对脊柱健康具有重要的推动作用。

1. 白领的阶梯训练

（1）每日基础运动：颈椎基础训练（参见本章"颈椎基本康复训练图解"，第 90 页）、行走训练（1 ~ 2 次 / 日，20 ~ 30 分钟 / 次）。

（2）每周渐增全身性健身活动：一般来讲，每周可以渐进增加的运动训练，次数因人而异，大致 1 ~ 3 次 / 周。下列是可以选择的运动处方。

处方 1　爬山（5° ~ 15° 的坡路）

初始量：上行半小时，下行半小时。每周 1 ~ 3 次。速度因人而异，中等偏快速度。一般每隔 3 ~ 4 周后开始增量。

增量原则：每周增加原来基础行走时间（不是距离）的 1/5 ~ 1/3，但每次运动时间不宜超过 2 小时。

处方 2　健身操（舞）

包括韵律操、拉丁舞、普拉提、交谊舞、中老年迪斯科、大秧歌、太极拳等。

初始量：0.5 ~ 1 小时 / 次，每周 2 ~ 3 次。

增量原则：1 ~ 2 个月后开始增加量，半年内逐渐增加到极限量。每周最多 5 ~ 7 次，每次最多 2 小时。

处方 3　游泳

一般可以选择蛙泳、自由泳或仰泳。

初始量：每组游 5 次，每次 50～100 米；间隔 5～10 分钟，每周 1～2 组。

增量原则：3 个月后开始逐渐增量，在 1 年内达到每组蛙泳 3 次，每次 200～500 米。每周 1～3 组。

处方 4　水中行走

不会游泳者可以试探"水中行走"运动。亦即在深水（齐胸）中行走。

初始量：每次 50～100 米，每组 4～5 次，间隔 5～10 分钟（注意：提前做好热身活动，水温不能太凉），每周 1～3 组。

增量原则：1～2 个月后开始逐渐增量，在半年内可以增加到每次 200～300 米，每组 4～5 次，间隔 5 分钟左右，每周最多 5～7 组。

2. 蓝领的阶梯训练

（1）每日基础运动：颈椎基础训练（参见本章"颈椎基本康复训练图解"，第 90 页）、行走训练（1～2 次／日，20～30 分钟／次）。

（2）每周渐增的全身性健身活动：下列是可以选择的简易运动处方：

处方 1　主妇训练计划

初始量：完成 2～4 个人的简单饭菜，包括买菜；简单打扫 100 平方米以下的房间（擦拭浮灰、规整物件、扫地）；辅助照料（主要由他人照料）家中一个学龄前儿童。

增量原则：逐渐增加健身性的户外活动，而不是增加家务。可参考上述白领人员运动处方，任选其一即可。

处方 2　农夫训练计划

初始量：农忙季节以外的一般农活，诸如收拾庭院、侍弄菜园等，但要尽量避免扛、抬、拽、拉重物的动作。每日劳作时间要大致规律。

增量原则：逐渐增加协调性活动和有负荷劳作，诸如挑担、背物、除草、铲粪、开拖拉机或农用车等。在劳作时间上要逐渐增量，在劳动负荷上也要循序渐进地增量。一般需要半年到 1 年才能达到原先的劳作负荷水准。

处方 3 产业工人训练计划

初始量：材料整理、现场清扫、工作准备、杂活，工种最好不要固定（亦即不要固定一个姿态负重工作）。

增量原则：由短时的工种固定，到逐渐增加工作负荷。约半年到 1 年逐渐达到原先的工作负荷，具体渐增时间与原发病的病史长短及严重程度相关。

竞技体育与脊柱健康

竞技体育运动容易引发人们的兴趣进而长期坚持，但对脊柱的影响却是双刃剑，运动得当有助于脊柱健康，运动不当将影响脊柱健康。一般意义上讲，只有在康复后期才可以逐渐施加某些竞技体育运动，具体实施因人而异。

患者若想恢复以前非常痴迷或多年坚持的体育运动项目，一定要本着循序渐进、规律运动的原则，并且在运动前一定要做好热身活动。

如果是初次涉足一项竞技体育项目，则需要了解各种竞技体育运动对脊柱扭力影响的大小。作者认为，常见体育运动项目中扭力由小到大排序是：羽毛球—乒乓球—网球—保龄球—高尔夫球—排球—篮球—足球。可以参考这个顺序，循序渐进地过渡到您喜欢的竞技体育项目。

需要说明的是，久病初愈恢复期的患者，不要选择排在乒乓球之后的体育项目。即便选择了乒乓球或羽毛球，也不要过分看中比赛输赢，要将健身作为基本目的。作为普通人群，尤其是中年以上的人群，尽量不要选择爆发力和冲击载荷太强的体育项目，诸如足球、篮球、排球等。

另外，无论选择何种体育项目都要特别注意"渐进"和"规律"的康复运动原则。

5 颈椎基本康复训练图解

颈椎斜牵运动

患者先将头转向健侧约 45° 角，然后用自己健侧手扳住头的患侧后部，将头向健侧斜前方扳至极限位，此时会感觉到颈椎患侧略有牵拉感觉；停顿 5 ~ 10 秒钟，然后头颈复原，并使颈部后仰少顷并放松；如此反复 5 ~ 6 回。再向患侧转头，做同样的动作，次数可以略少些。两边做完视作完成一组练习。每日可在早晨、上午、下午、晚上不同时间做 4 组。

目的 颈椎是一个三足鼎立的关节结构，前面是椎间盘，后面是相邻椎节的后关节突组成的两侧后关节。这个斜向的牵拉动作，可以在间盘和一侧后关节比较稳定的状态下，牵拉另一侧关节，达到单侧关节在稳定牵引状态下被动拉开的作用。这种有节奏的牵张动作可以帮助该关节周围的关节囊及附着韧带逐渐恢复其张力和弹性（图5-2）。

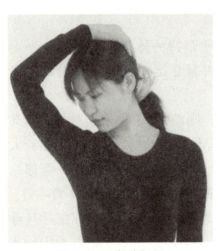

图 5-2　颈椎牵拉操

要点　用手做主动牵扳，颈部要被动放松。被牵张一侧可以略有牵张或钝痛感，但牵张后疼痛感觉不应该持续存在。

摇肩运动

患者端坐位或立位，双侧肩胛关节同时向后做摇转，颈椎放松，保持略微后仰状态，5～6次即可；再做向前摇转，同样5～6次；然后再做扩胸运动5～6次。一组练习即告完成。

目的　通过肩胛关节的摇转，达到间接松解颈椎关节和增强局部血液循环的目的。同时可以恢复颈椎关节周围肌肉的弹性、张力和协调性。

要点　颈椎放松，肩胛关节运动时不要过分用力，只需达到耸起运动即可。另外注意，肩胛关节运动并非是肩关节的运动（图5-1）。

需要说明的是，作者并不提倡将颈椎旋转运动作为颈椎保健操。根据颈椎的解剖特点，过分、长期的旋转运动可能导致椎体间的"磨盘效应"，即增加椎体边缘牵张骨赘的生成；另外，旋转还会对椎动脉产生刺激，尤其是老年人或椎动脉型颈椎病的患者可能会因此带来危险。

肩胛俯卧撑（耸肩训练）

患者将双手支撑在桌面或窗台上，肘关节保持伸直状态；上身躯干松弛，双肩塌陷，然后再耸起。如此反复做，15～20个为一组，同时要保持颈椎略后仰。每日可以做3～4组练习。

目的　该动作是以肩胛关节为运动轴，通过肩胛间区的颈胸椎椎旁肌群有节奏地提升躯干和使其下沉，达到锻炼这组肌群弹性负荷的目的。这是一种颈胸椎椎旁肌肉的轻度负荷练习。当然，桌面高度越低负荷就越大，越高负荷则越小。患者可以通过支撑物高度的增加或减少调整训练负荷。

　　要点　肘关节不能打弯，通过肩胛关节耸起和放下带动颈椎、肩带及胸椎区域的运动（图 5-3）。

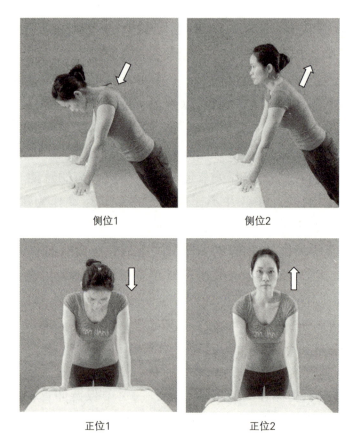

侧位1　　　　　　　　　侧位2

正位1　　　　　　　　　正位2

　　图 5-3　**肩胛俯卧撑（耸肩训练）：上肢始终保持伸直，只是通过肩胛关节的起伏来带动躯干的升降**

颈部背伸肌力训练

患者将双手抱住头后枕部，然后用力做头部后仰背伸运动，但要通过双手的力量对抗头部的后仰，以保持颈部肌肉收缩但颈椎关节位置基本不动。维持 10 秒钟后，手放开，头略微后仰休息 10 秒钟，再次重复上述动作（图 5-4）。反复 3 ～ 5 次为一组，每日可以做 3 ～ 4 组（在一天中的不同时段做）。

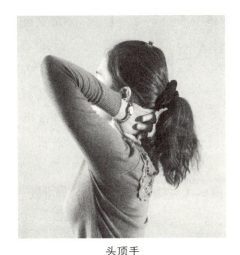

头顶手

图 5-4 颈部背伸肌张力训练示意图

目的 该组动作是康复常规训练中的肌肉等长收缩训练，即在肌肉用力收缩的过程中，关节不做运动，在保持肌肉的长度和关节的稳定性基础上增强肌肉力量载荷。这种训练可以增强颈椎后群及侧群肌肉对颈椎关节的保护作用，增强颈椎关节的稳定性。该训练对于那些症状不稳定、容易反复发作的患者比较实用。

要点 颈部后群肌肉用力，动作过程中可以出现颈部的紧张感，但不要出现疼痛感，关节保持基本不动是训练的关键。动作完成后以不出现疼痛及不适感为度。

借助器械运动训练

目前，健身运动器械训练越来越普遍，颈椎病患者康复后也可以借助这些健身器材进行保健，但是只有那些已经进入康复后期阶

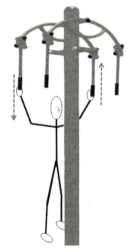

图5-5 户外上肢牵引器

段的患者才能借助器械进行训练。具体的建议如下。

（1）上肢及肩带肌群训练：肩关节运动的支配源于颈神经，颈椎的运动也与肩关节运动直接相关，因此，肩带肌群及其附着韧带的弹性恢复对于颈椎结构和功能的稳定和提高具有重要意义。可以通过一些健身器材对这些肌肉进行训练，比如上肢牵引器及划船器（图5-5，图5-6）。

（2）肩背肌力量训练：包括三角肌、阔背肌、骶棘肌、斜方肌等颈胸椎椎旁运动肌群。这些肌肉在脊柱的运动中既是动力的提供者，又是姿势的维持者，可以通过拉伸（图5-7）、引体向上、推举（图5-8）、俯卧撑等训练强化其功能。注意：这些训练一定不要强调速度，要缓慢牵拉、缓慢升

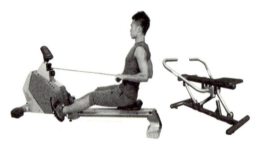

图5-6 划船器及户外简易版

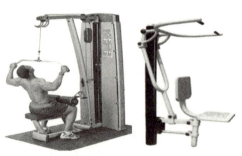

图5-7 背肌牵拉器及户外简易版

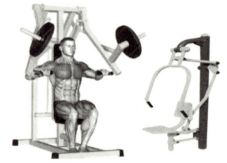

图5-8 推举器及户外简易版

起、缓慢推举、缓慢收回，这样才会既锻炼肌肉的向心收缩，也锻炼肌肉的离心收缩。后者更为重要。

（3）协调训练：为了加强脊柱周围固有肌群和运动肌群的协调能力和耐疲劳能力，可以利用漫步机（或称椭圆机）进行训练。在椭圆机上的任何运动轨迹都是椭圆形，模拟了跑步、骑车、登山、滑雪等许多运动方式。由于运动过程中的双腿并没有着力点，因此对膝盖影响相对较小，更适合热身运动或者年纪较大的人。通过两脚的前后及手臂推拉的协调运动，肩、肘、髋、膝等关节按照椭圆轨迹运动，使得脊柱及四肢的所有肌肉得以充分而全面的协调锻炼（图5-9）。

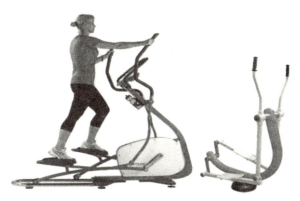

图5-9 健身椭圆机及户外简易版

（4）运动量的把握：上述训练一定要有规律的完成，养成运动习惯。每日或每两日运动一回。其中力量训练每回3～5组，每组动作10次左右即可，亦可量力而行，每组间隔约5分钟。运动量可以逐渐增加，但一定要以分组形式完成。至于协调运动训练，一般按时间计算，初始15分钟一次，每组2～3次即可。

弹力带训练

近年来健身市场越发活跃，健身器材种类越发多样，其中日本人发明的健身弹力带因其便捷、有效、安全等特点被广泛推崇，对于老弱人群及女性群体尤其适用。

（1）选择弹力带：一般情况下，无健身基础的女士或老弱人群可选择载荷 15 磅左右的弹力带，随着颈腰椎能力的增加，载荷可增至 25 磅左右；无健身基础的壮年男士和力量较为强大的女士可选择 35 磅左右的弹力带；专业健身者可选择 55 磅以上载荷的弹力带。弹力带类型很多，大致分成有手柄和无手柄两种。无手柄的主要是带状、条状的纯橡胶带，长度超过 1.5 米，主要用于肌力康复训练和一般性肌力训练；有手柄的弹力带长度一般在 1.5 米以下，主要用于大肌群力量训练和专业塑型训练。

（2）训练方法：弹力带训练方法比较多，许多方法在网上都有介绍。本书根据恢复基础肌力的基本原则，以无手柄弹力带举例介绍一些比较方便易学的方法（图 5-10）。患者可以根据自身情况选择至少 3 个动作以上即可。

（3）运动量的把握：每日或每两日运动一回，每回 3～5 组，每组动作 10 次左右，也可根据个人情况量力而行，每组间隔约 5 分钟，每组动作次数可以逐渐增加。

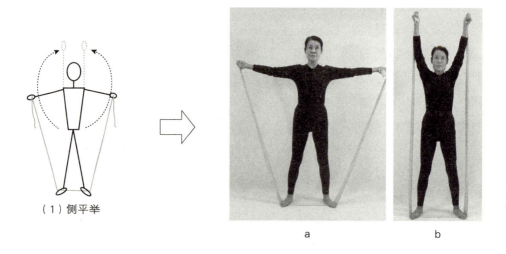

（1）侧平举

a   b

图 5-10　弹力带简易训练操 1：侧平举

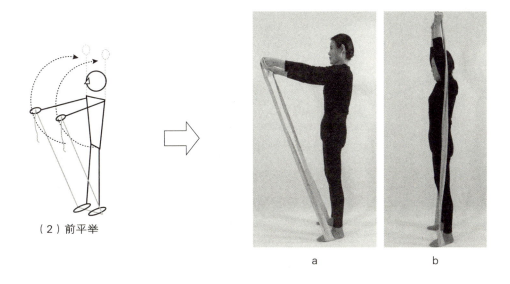

（2）前平举

a　　　　　　　b

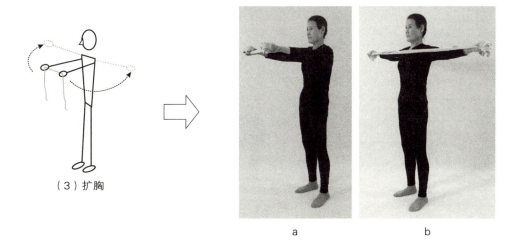

（3）扩胸

a　　　　　　　b

图 5-10　弹力带简易训练操 2 ~ 3：前平举、扩胸

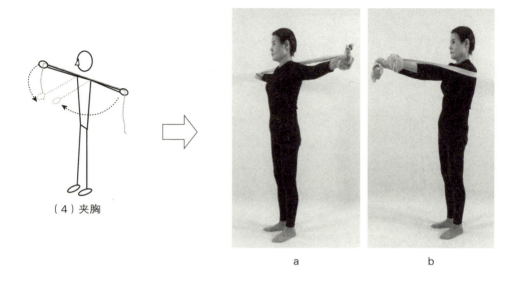

（4）夹胸

a

b

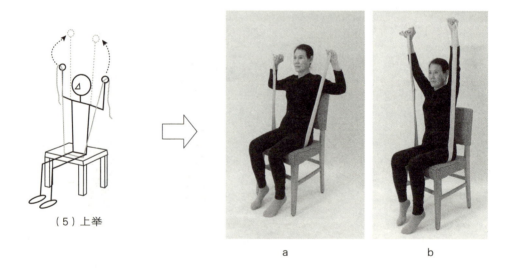

（5）上举

a

b

图 5-10　弹力带简易训练操 4 ~ 5：夹胸、上举

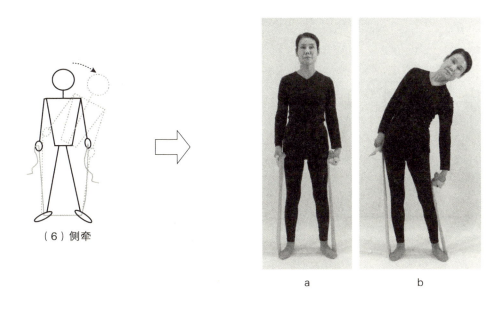

（6）侧牵

a   b

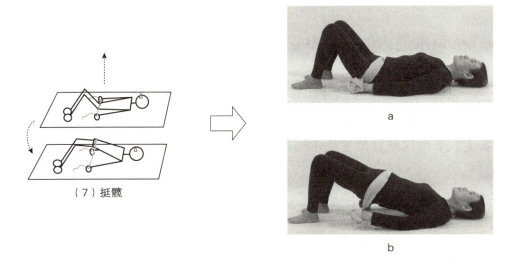

（7）挺髋

a

b

图 5-10   弹力带简易训练操 6 ～ 7：侧牵、挺髋

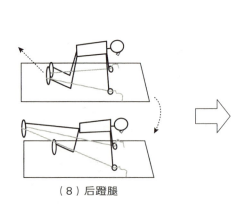

（8）后蹬腿

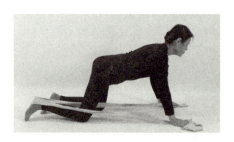

a

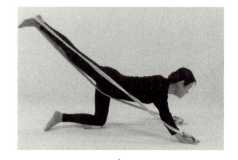

b

图 5-10　弹力带简易训练操 8：后蹬腿

 6 颈椎健康的保健常识

从全面提高健康品质出发，我们应该对颈椎表现出特别的关爱。只有懂得如何关爱自己的颈椎，才可能避免脊柱劳损与退变性疾病的发生。下面仅就日常生活中的颈椎保健做一些建议。

颈椎功能的维护原则

颈椎是整个脊柱的重要组成部分，颈椎功能的维护与整个脊柱的功能维护紧密相关。那么，与整个脊柱的功能维护一样，颈椎健康的维护也包括三个方面的问题：一是平衡的结构；二是适度的运动幅度；三是良好的协调能力。

1. 平衡的结构

平衡的颈椎结构包括下面两种情况：

（1）理想的颈椎：理想的颈椎结构就是没有侧弯、生理曲度正常的结构状态。现实中很少存在这种理想的颈椎结构。其实，从作者的大量临床观察来看，强求这种理想的颈椎结构状态未必具有实际意义。

（2）代偿的颈椎：由于发育、遗传、职业特点及各种后天损伤和退变因素等种种原因可能会对颈椎——乃至整个脊柱造成不同程度的结构影响，导致脊柱出现旋转侧弯、驼背、颈曲变直或反向等。但是，机体并不一定出现异常，或者只是暂时出现一些异常，随后会逐渐适应而毫无临床表现。我们将这种结构异常称为结构代偿。此时的脊柱就是代偿的脊柱（图5-11，图5-12）。其中颈曲变直或反向就是一种常见的、代偿的颈椎结构状态，主要与现代人类伏案工作及生活习性的改变有关，这已经成为现代人类最常见的一种脊柱结构状态。

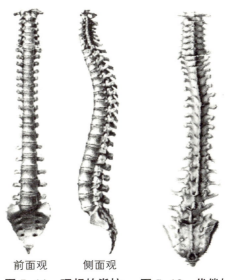

前面观　　　侧面观

图 5-11　理想的脊柱　　图 5-12　代偿的脊柱

2. 适度的运动幅度

颈椎运动幅度并无规定的正常标准。不同职业、不同年龄、不同性别、不同机体状态都可能对脊柱的运动幅度产生影响。但是，作为成年人，大致的标准还是可以确定的。一般认为，颈椎活动范围为：左右侧屈 45°，背伸 35°～45°，前屈 35°～45°，左右旋转各

60°～80°。但实际上每个人差别很大。下面介绍一个十分简易的活动度测量方法，如果达到这个标准，就可以胜任日常生活和一般白领工作状态了（图5-13）。

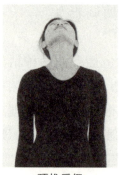

颈椎后仰

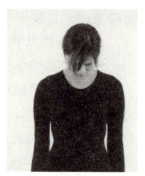

颈椎前屈

仰头能看天——上身保持不动，仰头能看到天；

低头视鞋尖——站立时低头能看到鞋尖（大腹便便者当然除外）；

扭颈锁骨中——左右扭头，下颌垂线可以抵达锁骨中央；

摆头耳够肩——头颈侧弯同时耸肩，耳朵几乎能触碰到肩。

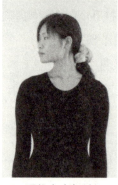

颈椎左右扭动

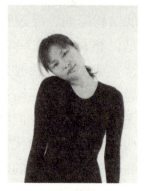

头颈侧弯

图5-13 颈椎运动幅度

3. 良好的协调能力

协调能力是指脊柱运动过程中的反应速度。反应速度的快慢直接影响到脊柱的应变能力和抗负荷能力。有一些人看上去肌肉丰满，体格健壮，但仍然会经常出现"落枕""岔气"等急性颈（胸）椎关节紊乱；而另外一些人（如舞蹈演员、建筑工人等），看上去身材纤细或不太壮实，但在非常剧烈的运动中很少出现损伤。这就涉及关节肌肉及韧带的协调反应能力问题，这一点往往是颈椎保健训练的关键。下面将做重点介绍。

日常生活中的颈椎保健

1. 颈椎与睡眠

床具的选择，在前面关于颈椎病的治疗方法部分已经提到。对于健康人来讲，卧具的选择并不一定十分苛刻，市场上卖的各种席梦思床垫或棕床垫等都可以，只要符合国家标准，每个人都可以根据习惯选择适合自己的床垫。但是，如果是康复期的患者或老年人，最好还是按照前面章节中提到的建议，选择稍微硬一点的床垫。

相对床垫来讲，无论是健康人还是患者，枕头的选择更为重要。作者提倡使用荞麦皮枕头，既透气，又可以塑型。原则上应该让颈和头都要有枕头的支撑，尤其是颈下要垫实，侧卧或仰卧都应如此（图 3-2）。

卧床姿态也是影响颈椎及脊柱健康的重要因素。对健康人来讲，虽然并不限定必须如何卧床，但要尽量避免养成趴着睡觉（俯卧位）的习惯，因为俯卧位颈椎是旋转状态的，躯干也会随着出现扭转，脊柱当然也是旋转侧弯的状态。长时间保持这种状态，对颈椎乃至脊柱的健康肯定是非常不利的。

2. 颈椎与坐姿

坐位状态成为当今越来越多人的生活和工作状态，这也是颈椎病年轻化趋势的原因之一。那么，如何在坐位工作与生活状态下保持颈椎健康，已经成为现代人越来越关注的问题。

首先，为了保证视野和颈椎的舒适及力学最佳状态，让椅子与办公桌保持一定的距离，在符合人体工程学特点的座椅上及自然坐位状态下，眼睛与办公电脑屏幕的距离为 500 ~ 850 毫米。屏幕上缘与眼睛大约在同一水平、与视线下端约 17° 的视野范围（图 5-14）。在这种情况下，阅读屏幕时头部几乎不用转动或仰俯，颈椎曲度更加符合人体工程学要求。

其次，即便是最为舒适和合理的坐位工作状态也不宜持续时间太久，一般约 1 小时需要起身做些其他舒展活动，5 ~ 10 分钟后再进行坐位工作。连续超过 2 个小时的坐位工作后，需要更长时间

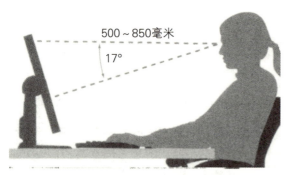

图 5-14　电脑操作的正确姿态

（15 ~ 30 分钟）的户外肢体舒展运动。全天坐位工作的白领，每天必须拿出 4 ~ 6 次的起立活动时间来间断坐位工作。

3. 颈椎与休闲

休闲是一个非常模糊的词汇，包含十分丰富的意义。作者并不是要指导人们如何规范自己的休闲行为，而是提出一个有利于脊柱健康的休闲方式。当你在安排一个丰富多彩的假日或节日生活时，不能不考虑脊柱健康的问题。下面仅就几个最常见的休闲方式提点建议。

（1）饮酒：正常人的休息姿态（无论沙发内的半卧位，还是床上的全卧位）最多维持大约 2 小时就需要进行翻身调整。但饮酒后，尤其是酗酒后可能导致神经反应的迟缓，休息位的疲劳唤醒机制发生过度"休眠"，正常的调整信息已经无法唤醒神经中枢，导致某个固定的休息位维持过长的疲劳状态，疲劳损伤自然就会在承重点（如扭曲的颈椎关节和腰椎关节）逐渐形成，甚或造成局部的承重点韧带或肌肉的劳损。有时一觉醒来，反而造成腰酸背痛，甚或发生"落枕"。因此，小酌尚好，酗酒伤身。

（2）打牌：好友聚会打牌是常事，偶有几次，并无大碍。但是，如果打牌成瘾，废寝忘食，则可能对脊柱造成很大伤害。这是因为长期坐位，形神"兼怠"，颈椎部分尤其难以承受长时间的静力负荷，

造成积累性退变损伤。

（3）夜生活：经常聚会，昼夜颠倒不仅会影响内脏器官的生物节律，会影响脊柱载荷的生物节律。关节休息无规律，会造成协调能力下降，加上酒精饮料的作用，更容易导致颈椎劳损。

4. 颈椎与运动

前面提到过康复后期的全身性运动训练的问题。其实，许多人都把体育运动作为维护脊柱健康的一种方式。但是，哪些体育运动对颈椎的健康有益，大多数人是不十分清楚的。作者根据自己的临床经验做一个简单的介绍。

（1）竞技体育：竞技体育项目很多，比较普及的群众性竞技体育项目主要是球类项目，包括常见的三大球（篮球、足球、排球）和两小球（乒乓球、羽毛球）。随着人们生活水平的提高，又逐渐增多了许多所谓"贵族"运动项目，诸如高尔夫球、保龄球、网球等。这些球类等运动项目都是竞技性比较强的项目，非常容易造成运动损伤。年轻人肌肉弹性比较好，可以胜任，而中老年人做这些运动项目时则需要相对控制运动幅度和运动量，以完成一次运动后、次日精神饱满、身体毫无倦意为度，否则很容易造成运动损伤。当然，无论是哪个年龄段的人，运动前充分热身、运动量相对恒定、运动时间相对规律都是十分重要的。

（2）健身体育：诸如游泳、健美操、瑜伽、交际舞、广场舞、大秧歌、太极拳等，甚至包括一些小区里的健身器械（固定自行车、健骑机、太空步、立位旋转轮、划船器、下肢训练器等）都属于健身类的体育项目，颇受中老年朋友们的喜欢，大部分也十分符合脊柱健康训练的原则，非常值得提倡。具体实施哪种运动对脊柱有益，因人而异。原则上讲，只要做完锻炼，没有任何不适感就可以实施。虽然养成规律、经常坚持很重要，但也要根据自身身体和气候情况适当地做些增减，这才是更加科学的健身训练方式。

5. 颈椎与旅游

旅游、出差是现代工作及生活中的重要部分，也是生活质量提高的一种象征。但是，旅游或出差经常会打乱自己的生活节奏，造成脊柱生物学节律的紊乱，很容易影响颈椎的健康。

（1）枕头：出差、旅游需要在卧铺火车上或宾馆里睡觉，第一个不适应的问题就是枕头。蓬松棉枕头是火车或宾馆里最常用的枕头，这对颈椎曲度的维系非常不利，很容易造成落枕或其他颈椎问题。所以，建议尽可能在旅行或出差时带一个便携式的小枕头，荞麦皮的最佳。

（2）作息规律：打乱作息规律或倒时差是旅游和出差人员的经常现象。作息规律的紊乱，必然造成机体生物钟紊乱，也同样会影响脊柱的生物节律。尽量保持最基本的作息规律是旅游或出差中最为重要的事情。

（3）旅行工具的影响：无论是汽车、火车、飞机，只要是长途旅行，就可能因为长时间的坐位环境造成颈椎及整个脊柱关节僵硬，并可能由于负荷过久而产生颈椎和腰椎的劳损。飞机气流平稳以后，或火车平稳行进过程中，经常起身行走活动少许（每小时 1 次）对脊柱健康有益。坐汽车则更是非常辛苦的事情，尽可能每隔 2 小时有一次下车行走休息时间。

 7 不同人群的颈椎保健

正常人的颈椎保养问题是一个既简单又复杂的问题，虽然颈椎病几乎在各个年龄段都可能发生，各种职业都难以幸免，但其日常保健不能一概而论。作者根据多年的临床经验，在本章节概要提出不同人群颈椎保健的特别建议。

年龄划分

脊柱在不同年龄段有不同的特点，根据这些特点需要采取不同的保健措施。

1. 幼儿

学龄前阶段是脊柱发育的重要时期，从学会站立到开始学走路，脊柱逐渐完成了结构发育的特征性阶段。最为主要的特征就是生理曲度的建立，包括向前的颈曲、向后的胸曲、向前的腰曲、向后的骶曲。为了保证这些生理曲度可以完善地自然建立，一定要让幼儿按部就班地按照翻身、爬行、坐起、站立、行走等运动发育规律完成脊柱的生物力学再造，使其在正常发育的时限内完善应对自然重力和人类活动的能力。这一阶段，家长的主要任务是认真仔细地观察，尽早发现脊柱的异常曲度和异常形态。比如，可以在给幼儿洗澡时做比较详细的观察，诸如头颈有否歪斜、双肩有否高低不一致、胸廓或肩胛骨双侧是否不对称、孩子向前弯腰时从后面观察两侧背面的高度是否一致（图 5-15），等等。如果出现不对称、不一致等现象，则很可能是某些脊柱疾病的前兆。

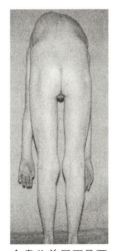

令患儿前屈可见两侧背部高度不一

图 5-15　检查脊柱侧弯

保健要点：自然成长，注意异常。

2. 少年

学龄后至高中毕业仍然是脊柱发育的重要时期，需非常注意良好姿态的培养，包括坐、卧、立、行基本姿态的习惯养成。尤其在小学三四年级之前，一定要经常检查脊柱是否发生侧弯（方法同上），及早发现、尽早治疗是非常重要的。由于现在中小学生课业负担很重，经常伏案学习很长时间，非常容易很早就出现颈椎问题。但其表现与成年人有所不同，其中颈椎问题大多没有明显的损伤史，只有疲劳姿态病史，有的孩子可能只是说经常头痛、有点晕，或者说脖子有点累等，此时要想到可能是颈椎关节的问题。

保健要点：纠偏扶正，早期调整。

3. 青年

从脊柱退变角度讲，18～35岁这个阶段应该属于青年人群。青年人要经历很多社会角色的转变，包括升学、就业、婚嫁、孕产（女性）等，学习工作负担逐渐增加，户外高危活动也比较多，心理压力很大，非常容易出现意外损伤和疲劳损伤。此阶段是脊柱力学急性紊乱的高发年龄段，颈椎病的发病概率有日趋增高之势。日本学者在1998年做过一个临床调查，大约20%正常的成年人群可以出现无症状的颈椎椎间盘突出，即便是20～30岁的年轻人，亦可能高达12%～17%发生颈椎间盘退变，甚至有1%～3%左右发生颈椎间盘突出。所以，早期注意习作规律，动静结合，强身健体，不但可以避免过早退变引发脊柱健康的透支，还可以为中老年以后储存脊柱健康的资本。

保健要点：习作规律，运动休闲。

4. 中年

大约35～60岁，脊柱将处于急性损伤和慢性劳损的高发阶段，椎间盘的退变问题尤其突显。其中纤维环由于历经几十年的磨损，形成许多劳损性破坏，而髓核弹性却没有明显的减少（研究表明，在55岁以前髓核水分的减少不会超过10%）。就好像时值暮年的老马仍然搭载着壮年时的负荷，是很容易被累垮的。有经验的医生都知道，这个年龄段即便是正常人发生颈椎间盘退变性突出的比例也非常之高。有研究调查发现，这个年龄段的颈椎退变率可以高达38%～70%，其中颈椎间盘突出的比例高达 5% ~ 40%。因此，临床医生认为，35 ~ 55 岁是椎间盘问题的高发年龄。

保健要点：珍爱自己，忙里偷闲。

5. 老年

过了 60 岁以后，髓核水分迅速减少，很快会出现髓核退变与纤维环退变的重新平衡。此阶段椎间盘突出的问题反而出现得少了。但是，由于椎间盘及韧带组织的纤维化和钙化，整个脊柱的脆性增加，颈椎的稳定性相对增加。由于颈椎关节周围软组织弹性下降，保护功能相对薄弱，因而增加了软组织损伤的风险，而且，一旦出现局部软组织的损伤，恢复期也相对较长。这个年龄段颈椎间盘退变性突出的比率高达 80% ~ 90% 以上。老年人的颈椎保健关键在于适度运动，避免过度疲劳。具体方法可以参考前面提到的运动处方部分。

保健要点：少食多动，运动适度。

职业划分

职业不同对脊柱会产生许多不同的影响。根据不同职业对脊柱的影响，大致分成如下两大类。

1. 坐位工作人群

即所谓以办公室或坐位工作为主的人群，其中也分成两种情况。

（1）普通人群：如司机、财会人员、公司文员、流水线坐位工人、裁缝等必须坐位工作的职业人员。由于长期坐位及伏案工作，导致颈椎劳损的情况十分常见。颈椎周围肌肉韧带协调能力下降，颈椎病发生率很高。

保健要点：抓住点滴的工间机会，坚持运动健身。

（2）领导阶层：政府要员、企业首脑等人物。该阶层虽然也属于长期坐位工作者，与上述劳作阶层的发病原理一致，但由于工作需要，这类人群经常会有视察、出差、开会、加班、应酬等频繁活动，生活极不规律，容易造成脊柱顺应性适应能力的下降，脊柱抗负荷本能逐渐减退。

保健要点：尽量忙里偷闲，尽量保持生活及运动的总体规律性。

2. 体力工作人群

（1）大载荷人群：重体力工作者，包括运动员、农民、战士、建筑工人等。工作强度大，四肢及脊柱运动频繁，负荷高。这类人群比较容易出现意外损伤。

保健要点：注意相对休息，保证在力所能及的范畴内劳作，注意各种重大劳作或训练之前的热身。

（2）特职人群：某些特殊的行业人员，诸如牙医、理发师、油漆工、小提琴手等，大都会在某种特定姿态下工作或训练，造成脊柱负荷不均衡，容易引发疲劳损伤或不协调运动损伤。

保健要点：充分利用业余时间，坚持健身运动。

综上所述，几乎所有人群、所有年龄段都可成为颈椎病的发病人群，只是各有不同特点罢了。这足以引起我们对颈椎病的重视，对颈椎保健的重视。上面提到的保健要点只是针对某类人群的概括提示，还应该结合前面提到的各种健身要素来确立不同个体的具体措施。

结　语

　　从颈椎病的广泛性以及对国民经济和个人健康产生的影响来看，说它是一件关系到民生及国家社稷的大事并不夸张。作为一名长期从事脊柱损伤退变性疾病治疗的专科医务人员，作者真心希望每一个人都能够十分清醒地意识到这一点。

　　虽然从根本意义上讲，人类脊柱进化的滞后是颈椎病产生的关键，但现代人类并不会袖手等待脊柱进化到完美无缺的那一天。尽管我们的行动永远都不算晚，但还是越早越好。作者希望本书可以帮助提升每一位读者对颈椎病的正确认识，从而对维护自身的脊柱健康起到一定的促进作用。

　　现将作者总结的几句话作为结束语送给读者。

颈椎普遍存问题，

最忌漠视乱投医。

网友心得供参考，

专家意见辨仔细。

劳损退变难逃避，

少有预防老无虑。

起居有常勤运动，

顺应自然无畏惧！

参考文献

［1］冯天有. 中西医结合治疗软组织损伤［M］. 北京：人民卫生出版社，1977：20-21.

［2］贾连顺，李家顺. 脊柱外科临床手册［M］. 上海：第二军医大学出版社，1998：277-289.

［3］李宏，李淳德. 腰椎间盘突出症合并足下垂的外科治疗［J］. 中国脊柱脊髓杂志，2006，16（4）：124-126.

［4］刘润田. 脊柱外科学［M］. 天津：天津科学技术出版社，1981：3-4.

［5］邵宣，许兢斌. 实用颈腰背痛学［M］. 北京：人民军医出版社，1992：410.

［6］宋献文. 中医推拿治疗腰椎间盘突出症疗效分析和治疗机制的研究［J］. 天津医药杂志（骨科副刊），1995，3（4）：19-21.

［7］王福根. 牵扳手法治疗腰椎间盘突出症——附42例临床分析［J］. 中国中医骨伤科杂志，1988（3）：34-35.

［8］王学昌，郭会卿，李沛，等. 平面桌椅对颈肩腰背部的影响［J］. 中国骨伤，2002，15（2）：86-88.

［9］吴新林，申黎明. 基于人体工程学的办公椅设计研究与办公人员的职业健康［J］. 中国社会医学杂志，2011，28（1）：26-28.

［10］张显崧，章莹，汪青春，等. 腰椎旋转手法治疗腰椎间盘突出症的机理（用20例MR成像分析）［J］. 中医正骨，1993，3（3）：5-7.

［11］赵平，冯天有. 椎体位移与腰椎间盘突出症［J］. 中国中医骨伤科，1993，1（1）：21-24.

［12］赵平，田青. 经验医学与腰椎间盘突出症的认知史［J］. 医学与哲学，2009，30（2）：77-80.

［13］赵平，田青. 如何走出瓶颈？——我国中医及中西医结合发展之路的反思［J］. 医学与哲学，2003，24（9）：61-63.

［14］Cassidy JD, Boyle E, Cote P, He Y, Hogg-Johnson S, Silver FL, Bondy SJ. Risk of vertebrobasilar stroke and chiropractic care: results of a population-based case-control and case-crossover study. Spine, 2008（33）：S176-183.

［15］Cleland JA, Fritz JM, Kulig K, et al. Comparison of the Effectiveness of Three Manual Physical Therapy Techniques in a Subgroup of Patients With Low Back Pain Who Satisfy a Clinical Prediction Rule：A Randomized Clinical Trial ［J］. Spine, 2009, 34（25）：2720-2729.

［16］Delauche C, Budet C, Laredo JD, et al. Lumbar disc herniation. Computed tomography scan changes after conservative treatment of nerve root compression ［J］. Spine, 1992, 17（8）：927-933.

［17］Deyo RA, Tsui Wu YJ. Descriptive epidemiology of low back pain and its related medical care in the United States ［J］. Spine, 1987, 12：264-268.

［18］Donald R. M, Michael J. S, Stephen M. P, Does case misclassification threaten the validity of studies investigating the relationship between neck manipulation and vertebral artery dissection stroke? Chiropr Man Therap, 2016（24）：43.

［19］Franklin DW, Laura SP, Mark EL. Central Causes of Foot Drop：Rare and Underappreciated Differential Diagnoses ［J］. J Spinal Cord Med, 2007, 30（1）：62-66.

［20］Gregory PG. Mobilisation of the spine ［M］. 5th ed. Churchil Livingstone, 1991：237-239.

［21］Guzman J, Haldeman S, Carroll LJ, Carragee EJ, Hurwitz EL, Peloso P, et al.（2008）Clinical practice implications of the bone and joint decade 2000-2010. Task force on neck pain and its associated disorders: from concepts and findings to recommendations. Spine, 2008（33）：199-213.

［22］Herzog W. The biomechanics of spinal manipulation［J］. J Bodyw Mov Ther,

2010, 14（3）: 280-286.

[23] José B, Ralph L S, Felipe C A, at al. A Statement for Healthcare Professionals From the American Heart Association/American. Stroke Association. Stroke. 2014（45）: 3155-3174.

[24] Komori H, Okawa A, Haro H, et al. Contrast-enhanced magnetic resonance imaging in conservative management of lumbar disc herniation [J]. Spine, 1998, 23（1）: 67-73.

[25] Lee MJ, Cassinelli EH, Riew KD. Prevalence of cervical spine stenosis. Anatomic study in cadavers [J]. J Bone Joint Surg Am, 2007, 89（2）: 376-380.

[26] Leonard B. Communication is key to employee benefits program – HR Agenda: Benefits [J]. HR Magazine, 1994（1）: 45-47.

[27] Maitland GD. Vertebral Manipulation [M]. 5th ed. London: Butterworth & Co. Ltd, 1986: 279.

[28] Nachemson A, Elfstrom G. Intravital dynamic pressure measurements in lumbar discs: A study of common movements, maneuvers and exercises [J]. Scand J Rehabil Med, 1970, Suppl 1: 1-40.

[29] Nachemson A. The influence of spinal movements on the lumbar intradiscal pressure and on the tensile stresses in the annulus fibrosis [J]. Acta Orthop Scand, 1963, 33: 183-207.

[30] Pickar JG, McLain RF. Responses of mechanosensitive afferents to manipulation of the lumbar facet in the cat [J]. Spine, 1995, 20（22）: 2379-2385.

[31] Powell FC, Hanigan WC, Olivero WC. A risk/benefit analysis of spinal manipulation therapy for relief of lumbar or cervical pain [J]. Neurosurgery, 1993, 33: 73-78.

[32] Rothhaupt D, Ziegler H, Laser T. Orthopedic hippotherapy—new methods in treatment of segmental instabilities of the lumbar spine [J]. Wien Med Wochenschr, 1997, 147（22）: 504-508.

[33] Strine TW, Hootman JM. US national prevalence and correlates of low back and

neck pain among adults. Arthritis Rheum, 2007, 15; 57（4）: 656–65.

［34］ Taylor H, Curran NM. The Nuprin pain report［M］. New York: Louis Harris and Associates, 1985: 234–236.

［35］ Ward KO, James W, Singleton MV, et al. Validation of DNA–Based Prognostic Testing to Predict Spinal Curve Progression in Adolescent Idiopathic Scoliosis［J］. Spine, 2010, 35（25）: 1455–1464.

［36］ Zhao P, Feng TY. The clinical significance of the protruded nucleus puloposus in the patient with lumbar intervertebral disc herniation—A correlation study of CT, radiography and quantified physical signs on 62 nonoperatively treated cases［J］. J Manipulative Physiol Ther, 1996, 19（6）: 391–394.

［37］ Zhao P. Correlation Study on Infrared Thermography and Nerve Root Signs in Lumbar intervertebral Disk Herniation Patients［J］. J Manipulative Physiol Ther, 1993, 16（3）: 150–154.

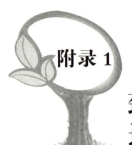

附录 1

颈椎病患者的注意事项及运动处方

1. 急性水肿期

急性水肿期是损伤后局部和／或神经根炎性水肿阶段，典型特征是大部分体位都难以避免剧烈疼痛，整个颈部运动受限。

（1）卧床休息：只要起身活动疼痛就加剧，此阶段就要经常卧床了（床具和枕头的选择参见第 53 页）。但卧床时，除了俯卧位以外，只要能够避免疼痛，所有体位都可以选择，切忌只选择仰卧体位。部分患者可能需要半卧位才能避痛休息。

（2）枕头选择：枕头尽量选择荞麦皮的（参见第 53 页）。只要可以避免疼痛，保证睡眠，不必强求颈部特殊枕位。如果无论哪个体位都很难保证较长时间的睡眠，可以起身行走一会，疼痛消除后再睡。

（3）起居活动：日常起居时，尽量避免引发疼痛刺激的体位和动作，尤其避免伏案工作或低头动作（如看手机）。坐、立、行每种体位维持时间一般不超过 20 分钟，但如果此期间出现疼痛，必须改变体位。

（4）避免寒凉：着凉受寒是颈椎病诱发及加重的重要原因。冬天寒风、夏天空调等都会使症状加重。虽然局部保暖十分重要，但切忌局部加热（如热敷、"烤电"等），因为经常加热会造成局部皮肤耐寒能力下降，反而更易受凉。

（5）佩戴颈围：卧床时一般不戴颈围，但下地活动时如果会刺激症状加剧，可以佩戴颈围（图 3-1）；尽量避免外出，若必须乘车外出时，需要佩戴颈围或气囊牵引颈围（图 3-7）。

（6）颈椎牵引：并非所有颈椎急性期患者都适用牵引治疗，这主要取决于首次牵引治疗时患者的反应（图 3-6），大部分患者都可以使用气囊牵引（图 3-7）。

（7）适度运动：此阶段一般不适宜做局部运动训练，但在不诱发疼痛加重的前提下，可以做一些摇肩运动（图 5-1）和耸肩运动（图 5-3），以间接促进颈部肌肉的血液循环，缓解局部肌肉痉挛。

2. 炎性症状期

炎性症状期是急性水肿初步缓解后的炎性阶段。典型特征是某个体位有显著疼痛，某个方向颈部运动受限。

（1）卧床休息：一般无须经常卧床。睡眠时体位仍以避免疼痛为原则。白天不易久卧。

（2）枕头选择：最好使用荞麦皮枕头。只要可以避免疼痛，保证睡眠，仰卧位或侧卧位均可，不必强求仰卧枕位。部分患者长时间睡眠姿态可能诱发疼痛，此时需要下床活动一会，疼痛消除后再睡。

（3）起居活动：日常起居时，尽量避免引发疼痛刺激的体位和动作，尤其避免长时间伏案工作、低头动作（如看手机）和寒凉刺激。坐位维持时间一般不超过 30 分钟，但如果 30 分钟内出现疼痛，则必须改变体位。

（4）佩戴颈围：一般在家居状态不必戴颈围，除非下地活动后诱发症状加剧。不过即使下地活动时有疼痛出现，也不宜始终佩戴颈围。外出乘车时需要佩戴颈围，以防意外颠簸引发刺激。但路途平稳状态下，每隔约 20 分钟，可适度解开颈围 10 分钟左右，以免颈部过度僵硬。

（5）适度运动：除了局部肩胛关节的间接运动训练（图 5-1，图 5-3）以外，还可以增加颈部肌肉张力训练（图 5-4）。

3. 慢性症状期

痉挛性疼痛缓解后的慢性炎症阶段。典型特征是某个体位有显著疼痛，某个方向颈部运动受限。

（1）一般起居：保持基本正常的起居状态，但尽量避免长时间一个体位（站、坐、立、行等）工作或休息。

（2）枕头选择：最好使用荞麦皮枕头。睡姿不强求仰卧位，只要不诱发疼痛和不适，侧卧位也可以。但患者白天不宜卧位太多。

（3）起居活动：日常起居中，尽量避免引发疼痛刺激的体位和动作，尤其要避免寒凉刺激，仍需尽量避免长时间伏案工作或低头动作（如看手机）。

（4）佩戴颈围：一般在家居状态不必戴颈围。只有外出长途（超过 2 小时）乘车时需要间断佩戴颈围，以防意外颠簸引发刺激。但路途平稳状态下，每隔 20 分钟左右，可适度解开颈围约 20 分钟，以免颈部过度僵硬。

（5）适度运动：除了局部肩胛关节的间接运动训练（图 5-1，图 5-3）以外，还可以增加颈部肌肉张力训练（图 5-4）和牵拉训练（图 5-2）。另外，还可以增加一些全身活动，如太极拳、广场舞、八段锦等，择其一即可。但任何运动都以不诱发疼痛加重为标准。

4. 康复初期

此阶段，慢性炎症基本消失，但软组织弹性尚未恢复。典型特征是某个方向的运动极限时或疲劳状态下可能诱发钝痛，但颈部运动不受限，疼痛亦可自行缓解。

（1）一般起居：保持基本正常的起居状态，但尽量避免长时间一个体位（站、坐、立、行等）工作或休息。

（2）枕头选择：最好使用荞麦皮枕头。只要睡眠后无不适感，仰卧、侧卧位都可以。但不要俯卧位睡觉，白天也不宜卧位太多。

（3）起居活动：日常生活起居要规律，避免寒凉刺激和长时间伏案工作或低头动作（如看手机）。

（4）佩戴颈围：一般情况下都无须戴颈围。但外出长途乘车时可以间断佩戴颈围，以防意外颠簸引发刺激；路途平稳状态下，一般不必戴颈围，以免颈部过度僵硬。

（5）局部运动：此阶段特别强调要坚持规律性运动。除了局部肩胛关节的间接运动训练（图5-1，图5-3）以外，还可以增加颈部肌肉张力训练（图5-4）和牵拉训练（图5-2）。

（6）全身运动：为了增加全身肌肉力量和关节的协调性，可以规律性地增加一些全身运动，如太极拳、广场舞、八段锦、游泳等，选一种坚持下来即可。需要强调的是，游泳训练时选择水温为27℃左右的室内泳池，切忌在温泉中游泳。开始训练时以半小时到1小时为宜，隔日1次或每周2次，可以逐渐增加到每日1次。

5. 康复后期

此阶段关节功能尚需进一步完善。典型特征是疲劳状态下可能诱发颈肩局部隐痛，但休息后可自行缓解。

（1）一般起居：保持基本正常的起居状态，但需尽量避免长时间一个体位（包括坐位、卧位或立位）工作或休息。

（2）枕头选择：最好使用荞麦皮枕头。只要睡眠后无不适感，仰卧、侧卧位都可以，但切忌俯卧位睡觉，白天也不宜卧位太多。

（3）起居活动：日常起居尽量避免生活不规律以及寒凉刺激，还要避免长时间伏案工作或低头动作（如看手机）。

（4）佩戴颈围：一般情况下都不必佩戴颈围。

（5）局部运动：包括肩胛关节的运动训练（图5-1，图5-3）、颈部肌肉的张力训练（图5-4）和牵拉训练（图5-2）。

（6）全身运动：可以选择任何一种增加全身肌肉力量和关节协调性的运动，包括太极拳、广场舞、八段锦、游泳等。其中游泳训练还具有耐寒训练的意义，选择水温在27℃左右的室内泳池，切忌在温泉中游泳。开始游泳训练时以半小时到1小时为宜，隔日1次或每周2次即可，随后逐渐增加到每日1次。

（7）力量训练：可以使用简单的运动器械进行辅助力量训练，可参考第五章"借助器械运动训练"（第93页）和"弹力带训练"（第95页）。

6. 亚健康状态

患者复原后和大部分正常人一样，多属于脊柱亚健康人群，需注意以下事宜。

（1）生活起居和训练原则同"康复后期"。

（2）增量训练：增量训练的原则和具体内容可参见第五章"阶梯训练原则及方法"（第87页）。

（3）力量训练：可以在"康复后期"运动训练的基础上，通过增加训练量来提高脊柱运动支撑系统的应变能力和协调反应能力。

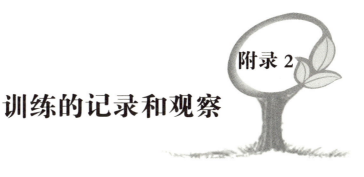

附录 2

训练的记录和观察

患者的临床观察十分重要，尤其对诱发疼痛姿态及各种运动训练的观察，直接关系到对病情的评价或康复原则的判断。观察要点如下（其中涉及时间的观察以分钟计算）。

1. 睡眠的观察

（1）睡眠与枕头的关系：软枕痛？荞麦皮枕痛？高枕痛？低枕痛？

（2）睡眠时间与疼痛的关系：是否影响睡眠？如何影响（无法入睡或入睡后几小时出现）？

（3）睡眠与姿势的关系：平卧痛？侧卧痛？无法入睡？

（4）晨起与疼痛的关系：起床后是否出现僵硬或疼痛？起床后多久症状可以消失或减轻？

2. 坐位耐受性观察

（1）不同坐姿与颈痛的关系：坐车痛？坐靠背椅痛？坐凳子痛？坐沙发痛？低头（如看手机）痛？如厕坐便痛？如厕蹲便痛？

（2）坐位时间与颈痛的关系：刚坐时还是久坐出现疼痛？具体久坐多久出现疼痛？或低头伏案（或看手机）多久出现疼痛？

（3）坐起与疼痛：坐位起立时是否出现僵硬或疼痛？行走多久会消失或改善？

3. 立位观察

立位是否有疼痛？站立即痛？或久立痛？久立多久会痛？

4. 行走观察

行走是否有痛？即走即痛？或久行（多久？）后痛？若刚走时疼痛，行走后可缓解或减轻，记录疼痛缓解或消失所需要的时间。

5. 各种训练的监控

（1）无论何种局部运动训练，如颈部肌肉背伸张力训练（图5-4）、牵张训练（图5-2）等，过程中允许出现局部或远端的牵拉或微痛感觉，但训练完成后这些感觉必须消失。至少在 5～10 分钟内必须消失，消失后一般会有舒适感。

（2）无论何种全身运动或力量训练（如健身操、游泳、器械训练等），运动中都不应出现疼痛感觉，运动后可以出现略微的疲劳感，但疲劳感不能超过 2 小时。

图题索引

第1章

图 1-1　远古的恐龙脊椎和当代爬行动物（马）的脊椎比较 / 2

图 1-2　长颈鹿的 7 个颈椎椎体十分粗大 / 2

图 1-3　人类与大猩猩骨骼比较 / 3

图 1-4　类人猿到直立人演变用了约 200 万年时间，但直立人到现代"坐位"人仅用了约 2 万年 / 3

图 1-5　学术专著和本书的阐释顺序 / 8

第2章

图 2-1　最常见的颈部疼痛 / 12

图 2-2　颈椎骨性结构的解剖图 / 12

图 2-3　颈椎软组织损伤导致局部刺激反应 / 13

图 2-4　颈部负荷太大导致劳损 / 13

图 2-5　颈椎小关节错位 / 14

图 2-6　MRI 颈椎正常影像——提示各种颈椎肿瘤的发生部位 / 17

图 2-7　几千年前古希腊和中国就有纠正颈椎"错位"的手法治疗 / 18

图 2-8　椎动脉的走行正好穿越在颈椎横突孔中 / 20

图 2-9　颈椎椎旁的交感神经节 / 21

图 2-10　钩椎关节的增生会对椎动脉产生压迫和刺激 / 21

图 2-11　钢卷尺实验 / 22

图 2-12　颈椎中间部分最易发生扭力集中 / 22

图 2-13　椎动脉夹层示意图 / 26

图 2-14　颈椎椎间孔与神经根的关系 / 30

图 2-15　软枕头，颈椎无支撑易疲劳；颈部暴露在外，局部着凉 / 30

图 2-16　颈椎间盘突出也可以造成神经根刺激 / 34

图 2-17　X 线显示椎间孔狭窄 / 35

图 2-18　臂丛神经的组成 / 36

图 2-19　脊髓空洞 MR 影像 / 38

图 2-20　颈脊髓的动脉血液供应 / 43

图 2-21　脊髓和神经根受压可以产生相应的刺激 / 43

图 2-22　脊髓反射（膝腱反射弧）示意图 / 44

图 2-23　颈椎椎间盘突出压迫脊髓 / 45

图 2-24　83 岁高龄男性患者颈椎的 CT 片显示椎管内巨大椎间盘突出已经
　　　　钙化 / 45

第 3 章

图 3-1　佩戴颈椎围领限制颈部运动 / 52

图 3-2　枕头的高度 / 53

图 3-3　针刺治疗 / 55

图 3-4　艾灸治疗 / 55

图 3-5　颈椎后关节封闭示意图 / 56

图 3-6　牵引治疗 / 58

图 3-7　颈椎气囊牵引 / 59

图 3-8　颈椎关节松动术 / 60

图 3-9　颈椎关节调整 / 61

图 3-10　软组织手法 / 61

第 4 章

图 4-1　颈椎曲度反向（左图箭头示），右图为曲度正常的颈椎 / 64

第 5 章

图 5-1　肩关节示意图与摇肩运动训练 / 83

图 5-2　颈椎牵拉操 / 90

图 5-3   肩胛俯卧撑（耸肩训练）：上肢始终保持伸直，只是通过肩胛关节
          的起伏来带动躯干的升降 / 92

图 5-4   颈部背伸肌张力训练示意图 / 93

图 5-5   户外上肢牵引器 / 94

图 5-6   划船器及户外简易版 / 94

图 5-7   背肌牵拉器及户外简易版 / 94

图 5-8   推举器及户外简易版 / 94

图 5-9   健身椭圆机及户外简易版 / 95

图 5-10   弹力带简易训练操 1：侧平举 / 96

图 5-10   弹力带简易训练操 2 ～ 3：前平举、扩胸 / 97

图 5-10   弹力带简易训练操 4 ～ 5：夹胸、上举 / 98

图 5-10   弹力带简易训练操 6 ～ 7：侧牵、挺髋 / 99

图 5-10   弹力带简易训练操 8：后蹬腿 / 100

图 5-11   理想的脊柱 / 101

图 5-12   代偿的脊柱 / 101

图 5-13   颈椎运动幅度 / 102

图 5-14   电脑操作的正确姿态 / 104

图 5-15   检查脊柱侧弯 / 107